# 看護学生のための
# ウォーミングアップ

数学　物理　生物　化学　小論文

著　平田　雅子　元・神戸市看護大学短期大学部教授
　　平田　昌　　岐阜大学医学部非常勤講師
　　石関　直子　東進ハイスクール、新宿セミナー講師

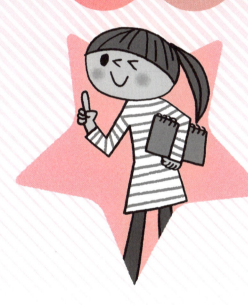

サイオ出版

## はじめに

### 充実したキャンパスライフを送りましょう!!

　皆さんのなかに、看護にどうして数学や物理が必要なのだろうか？　と疑問をもつ人がいるかもしれません。

　けれども将来、授業が進むにつれて、たとえば、

・5％の薬液を○％に希釈するには？

・点滴を○時間で終了するためには1分間の滴下数は？

・検査のμgやmg/dLやpg/dLって？

などの知識が必要になりますし、当然国家試験にも出題される内容です。

　数学の知識なくして、どうして乗り越えられるでしょうか？

　また、入学後間もなく皆さんは患者さんの体位変換の技術を学びます。

　どのようにすればナースにとっても患者さんにとっても安定・安楽かを考えると、そこには物理の知識が不可欠ですし、やはり国家試験問題としても登場するのです。

　ここまで読んで、皆さんのなかには「えっ、どうしよう？　わからない！」「ちゃんと看護師になれるのだろうか?!」など弱音を吐いている人がいるのではないでしょうか？

　けれども、全く心配はいらないのです。

　入学したばかりの皆さんが、いま国家試験の心配をする必要はありません。

　大切なことは、数学や物理、生物、化学が看護と切り離せない学問であり、それも大変基本的な位置を占めているということです。記録を書くという視点からは、小論文の書き方も重要な要素を占めています。

　そして、これらの科目を不得手と思っている皆さんが看護へ「つまずかず入って行くには、どのような準備が必要か」を頭に置いてこの書物が書かれたのです。

　これはウォーミングアップのための書物ですから、ここに述べたことが看護における数学や物理などの知識のすべてでは決してありません。

　しかし、この内容を先ずマスターして授業にのぞめば、理解しながらすんなりと入っていくことができます。

　それ以後は皆さんの努力を重ねていけばいいのです。

### それではウォーミングアップのはじまり！

著者一同

平田雅子

平田　昌

石関直子

# CONTENTS

## ▶▶▶ 数学のウォーミングアップ　　　　平田雅子

1. 数学に必要な計算の知識 ─────────────────── 6
   「加(＋)・減(－)・乗(×)・除(÷)の簡単な復習」「小数と分数」「以上、以下、未満」
   「四捨五入・切り上げ・切り捨て」「累乗・指数」
2. 看護に役立つ数学の知識 ─────────────────── 15
   「面積・体積」「比例・反比例」「小さい量・大きい量」「有効数字と誤差」
3. 看護に役立つ数学の応用問題 ──────────────── 26
   「濃度の換算に関する問題」「液体の希釈に関する問題」「点滴における滴下速度に関する問題」
   「酸素ボンベに関する問題」

## ▶▶▶ 物理のウォーミングアップ　　　　平田雅子

1. 看護に必要な力学の知識 ─────────────────── 36
   「ベクトルってなに？」「力の加減と看護の場での応用」「看護にトルクの知識が必要な理由」
   「安定・不安定」「作用・反作用の法則」
2. 看護に必要な圧力の知識 ─────────────────── 50
   「空気の圧力」「血圧」「酸素ボンベ」

## ▶▶▶ 生物のウォーミングアップ　　　　平田　昌

1. 細胞と遺伝 ───────────────────────── 58
   「細胞」「遺伝情報の伝わり方の基本」
2. 神経系 ────────────────────────── 68
   「神経細胞の構造」「神経系の分類」「神経を伝わる刺激」
3. 感覚器官 ───────────────────────── 72
   「においの刺激を感じる鼻」「光の刺激を感じる目」「音の刺激を感じる耳」
4. 骨格、筋肉と運動 ───────────────────── 75
   「骨格」「筋肉」「関節」「骨と筋肉が共同した運動」
5. 呼吸 ─────────────────────────── 80
   「肺の構造と役割」
6. 循環系 ────────────────────────── 82
   「血液の循環」「心臓」
7. 消化と吸収 ──────────────────────── 86
   「消化管と消化器官」「消化と吸収の仕組み」
8. 排出系 ────────────────────────── 92
   「肝臓と解毒」「腎臓・膀胱」「皮膚（汗腺）」

## ▶▶▶ 化学のウォーミングアップ　　　　平田雅子

1. 物質と化学 ──────────────────────── 98
   「物質の構成粒子」「物質量と化学反応式」「酸と塩基」
2. 有機化合物と人間生活 ──────────────────── 112
   「有機化合物」「糖類」「アルコール」

## ▶▶▶ 小論文のウォーミングアップ　　　　石関直子

1. レポートとは何か ───────────────────── 120
2. レポートの書き方 ───────────────────── 123
3. 論文の書き方 ─────────────────────── 126
4. 作成上のオキテ ────────────────────── 128

さくいん ───────────────────────────── 141

# 数学 のウォーミングアップ

1 数学に必要な計算の知識

2 看護に役立つ数学の知識

3 看護に役立つ数学の応用問題

# 1 数学に必要な計算の知識

## A　加(＋)・減(－)・乗(×)・除(÷)の簡単な復習

### ① 計算は左から

$8 + 5 - 2 + 3 = 13 - 2 + 3 = 11 + 3 = 14$

$3 \times 4 \div 2 \times 5 = 12 \div 2 \times 5 = 6 \times 5 = 30$

### ②（　）の中を先に

$5 + 3 + (4 - 2) - 7 = 5 + 3 + 2 - 7 = 3$

$5 \times 20 \div (8 - 4) = 5 \times 20 \div 4 = 100 \div 4 = 25$

### ③（＋　－）より（×　÷）が先

$3 + 2 \times 4 - 7 + 6 \div 2 = 3 + 8 - 7 + 3 = 7$

$7 + (2 + 3) \times 5 - 6 \div 3 = 7 + 5 \times 5 - 2 = 7 + 25 - 2 = 30$

---

**ちょっと得する知識**

$5 \div 0 = x$?　$0 \div 5 = x$?　$0 \div 0 = x$?

これを考える前に、ゼロをかけると答えはすべてゼロ。つまり、$5 \times 0 = 0 \times 5 = 0 \times 0 = 0$。および $10 \div 2 = 5$ ということは、$10 = 2 \times 5$ を意味することを確認しておきましょう。

すると、

・$5 \div 0 = x$　（$x$ の答えはあり得ません）

・$0 \div 5 = x$　（$x = 0$）

・$0 \div 0 = x$　（$x$ の値はいくらでもよい）

が答えですが、どうしてでしょうか？

いちばん上の式の $5 = 0 \times x$ → 0をかけたらすべて答えは0になりますから、$x$ はいくらであっても答えは0になるはず。決して5にならない → だから $x$ の答えはあり得ません。

次の式は $0 = 5 \times x$ → $x$ の値が0でないかぎり、この式の値は0になりません → だから $x = 0$。

最後の式は $0 = 0 \times x$ → $x$ がいくらであっても、0をかけると0になります → $x$ の値はいくらでもよい。

> ミニテスト　加減乗除　　　▶▶▶ 解答 p.32

- $5 + 6 - 10 + 7 = $ (①　　　)
- $2 + 8 + (9 - 1 + 2) + 5 = $ (②　　　)
- $(8 + 2) \times 5 - 3 \times (2 + 1) \div 3 = $ (③　　　) $-$ (④　　　) $=$ (⑤　　　)
- $11 + 2 \times 3 + (1 + 5) \times 6 = $ (⑥　　　) $+$ (⑦　　　) $+$ (⑧　　　)
  　　　　　　　　　　　　$=$ (⑨　　　)
- $3 \times 0 + 7 \times 2 + 8 \div 2 \div 2 = $ (⑩　　　) $+$ (⑪　　　) $=$ (⑫　　　)
- $8 \div 2 \times (4 + 2 \times 3) - 7 \times 2$
  　$=$ (⑬　　　) $\div$ (⑭　　　) $\times$ (⑮　　　) $-$ (⑯　　　) $=$ (⑰　　　)

# B　小数と分数

## ① 小数の加減

▶ 小数点を揃える。

```
   12.31          7.202         12.31         18.19
 +  7.9        + 18.19        -  7.9        -  7.202
 ───────       ────────       ───────       ────────
   20.21         25.392         4.41          10.988
```

## ② 小数の乗除

▶ 小数点の位置に注意する。

```
    2.07           2.85              1.76……            28.8……
  × 1.38         × 0.11        0.21 ) 0.37       0.07 ) 2.02
  ──────         ──────               21                14
    1656            285               ───               ──
     621            285               160                62
     207          ──────              147                56
  ──────          0.3135              ───               ──
   2.8566                             130                60
                                      126                56
                                      ───               ──
                                        4                 4
```

（100倍して小数を消します）

## ③ 分数の加減 (分数の $\frac{b}{a} = b \div a$ を意味します)

### (1) 通分と約分

$$\frac{1}{2} + \frac{1}{3} = \frac{3}{6} + \frac{2}{6} = \frac{5}{6}$$

2と3の公倍数をみつけ、分母の数を揃えることを**通分**とといいます。

$$\frac{3}{5} + \frac{7}{8} = \frac{24}{40} + \frac{35}{40} = \frac{59}{40} = 1\frac{19}{40}$$

1より大きくなったら、整数の部分と分けます。これを**帯分数**といいます。

$$\frac{3}{4} + \frac{1}{6} - \frac{5}{12} = \frac{9}{12} + \frac{2}{12} - \frac{5}{12} = \frac{6}{12} = \frac{1}{2}$$

分母・分子の公約数で割って、簡単な分数にすることを**約分**といいます。

## ④ 分数の乗除

### (1) 乗法

▶ 分母同志・分子同士をかける。

$$\frac{2}{5} \times \frac{1}{3} = \frac{2}{15}$$

$$\frac{2}{3} \times \frac{2}{5} \times \frac{5}{8} \times \frac{6}{7} = \frac{\cancel{2} \times \cancel{2} \times \cancel{5} \times \cancel{6}^{\,3}}{\cancel{3} \times \cancel{5} \times \cancel{8} \times 7} = \frac{1}{7}$$

かける数が多い場合、このように分母同志・分子同志を並べると約分しやすいです。

### (2) 除法

▶ 割る数の分母・分子を逆にしてかけ算する。

$$\frac{1}{5} \div \frac{1}{3} = \frac{1}{5} \times \frac{3}{1} = \frac{3}{5}$$

$$\frac{2}{3} \div \frac{2}{5} \div \frac{5}{8} \times \frac{6}{7} = \frac{2 \times \cancel{5} \times 8 \times \cancel{6}}{\cancel{3} \times \cancel{2} \times \cancel{5} \times 7} = \frac{16}{7} = 2\frac{2}{7}$$

### (3) 小数と分数の関係

**1** 分数 → 小数

これは簡単です。すでに述べたように分数は、割り算ですから簡単に小数になりますね。

$$\frac{2}{5} = 0.4 \qquad \frac{5}{6} ≒ 0.8\dot{3} \qquad \frac{5}{11} ≒ 0.\dot{4}\dot{5}$$

```
        0.4                    0.833……               0.4545……
    5 ) 2.0               6 ) 5.0                11 ) 5.0
        2 0                    4 8                     4 4
        ───                    ───                     ───
        0                      20                      60
                               18                      55
                               ──                      ──
                               20                      50
                               18                      44
                               ──                      ──
                                2                      60
                                                       55
                                                       ──
                                                        5
```

このように割り切れず、同じ数値を繰り返す小数を **循環小数** といいます。そして、繰り返す部分に「・」をつけておきます。0.833……なら $0.8\dot{3}$、0.4545……なら $0.\dot{4}\dot{5}$ というようにです。

### 2 小数 → 分数

これは $0.1 = \frac{1}{10}$、$0.01 = \frac{1}{100}$、$0.001 = \frac{1}{1,000}$ ……を用いればよいのです。

0.24は、0.1が2個、0.01が4個ですから、

・$\frac{2}{10} + \frac{4}{100} = \frac{20}{100} + \frac{4}{100} = \frac{24}{100} = \frac{6}{25}$ となります。

同様に、

・$3.102 = 3 + \frac{1}{10} + \frac{2}{1,000} = 3 + \frac{100}{1,000} + \frac{2}{1,000} = 3 + \frac{102}{1,000} = 3\frac{51}{500}$ となります。

### 3 小数、%

液体の希釈はもちろん、統計など多くの場面で必要になる知識です。これは全体(1)を100%とした場合、対象とする値はどれくらいの割合になるのかという考えで **100分率** といいます。

①小数 → %

全体(1)を100%と考えるのですから、100倍すればよいのです。

・0.25 = 25%

・1.351 = 135.1%

・ $\frac{1}{8} = 0.125 = 12.5\%$（分数→％は分数を小数にしてから％にします）

② ％ → 小数

上記と逆ですから、100で割ればよいのです。

・ $3\% = \frac{3}{100} = 0.03$　　　　・ $125\% = \frac{125}{100} = 1.25$

割・分・厘という歩合が必要になるとき、割は $\frac{1}{10}$、分は $\frac{1}{100}$、厘は $\frac{1}{1,000}$ を意味することを知っておけばいいでしょう。0.55は、55％であり5割5分、0.302は、30.2％であり3割2厘というふうにです。

### ちょっと得する知識

次のような繁雑な分数の計算は？　　分数は割り算ですから、以下の計算も簡単なのです。

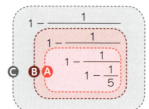

Ⓐ $= 1 - \frac{1}{\frac{4}{5}} = 1 - (1 \div \frac{4}{5}) = 1 - \frac{5}{4} = -\frac{1}{4}$

Ⓑ $= 1 - \frac{1}{-\frac{1}{4}} = 1 - (1 \div (-\frac{1}{4})) = 1 - (-4) = 5$

Ⓒ $= 1 - \frac{1}{5} = \frac{4}{5}$

このように、分数の中に分数式をもつものを**繁分数**といいます。

---

**ミニテスト**　小数と分数　　　▶▶▶解答p.32

1　$\frac{1}{8} + \frac{5}{12} = $（①　　　　）

2　$\frac{5}{6} - \frac{3}{7} + \frac{3}{42} = $（②　　　　）

3. $\dfrac{3}{7} \times \dfrac{1}{2} \times \dfrac{5}{6} =$ (③       )

4. $\dfrac{2}{3} \div \dfrac{3}{4} \times \dfrac{7}{5} \div 1\dfrac{1}{6} =$ (④       )

5. $\dfrac{1}{8}$ を小数にしてみましょう。(⑤       )

6. $\dfrac{56}{99}$ を小数にしてみましょう。(⑥       )

7. 0.78を分数にしてみましょう。(⑦       )

8. 0.625を分数にしてみましょう。(⑧       )

9. 8に対して3は何％になるでしょうか。(⑨       ％)

10. 120の0.4％はいくらでしょうか。(⑩       )

## C 以上、以下、未満

$x$ は $a$ 以上　　$x \geqq a$　　$a$ を含む

$x$ は $a$ 以下　　$x \leqq a$　　$a$ を含む

$x$ は $a$ 未満　　$x < a$　　ですから $a$ を含まない

したがって、「2、3、4、5、6、7、8」のなかから

・5以上を選ぶなら→5、6、7、8

・5以下を選ぶなら→2、3、4、5

・5未満を選ぶなら→2、3、4

となります。

## D 四捨五入・切り上げ・切り捨て

「以上、以下」がわかれば簡単で「四捨五入」とは、四以下は切り捨て、五以上は切り上げるということです。

「123」を1の位(3ですね)で四捨五入したなら「120」に、「124」を四捨五入しても120になります。もし、「125」を四捨五入したなら130になります。「124」と「125」のたった1の違いで10の差が出るのですね(だから、たとえば34歳の人が「まあ30歳から大きく離れていない」と解釈しても、35歳になるとちょっとその解釈に戸惑うわけです)。

もし、小数点第1位で四捨五入するなら、「34.2」は「34」になり、「34.7」は「35」になります。「34.25」のように小数点第2位以下があっても同じです。

仮に、小数点第1位以下を四捨五入という表現でも1位以下は1を含むのですから、答えは同じです。しかし、小数点第2位以下を四捨五入とあれば、小数点以下第2位を四捨五入するのですから「34.3」になります。

---

### ミニテスト 以上、以下、未満、四捨五入　▶▶▶解答p.32

1　「5、6、7、8、9、10」の数のうち、10以上は？ （①　　　　　）

　　　　　　　　　　　　　　　　　10以下は？ （②　　　　　）

　　　　　　　　　　　　　　　　　10未満は？ （③　　　　　）

2　「23,567」を10の位で四捨五入すると？ （④　　　　　）

　　「23,567」を1の位で四捨五入すると？ （⑤　　　　　）

3　「3.25」を小数点第二位以下で四捨五入すると？ （⑥　　　　　）

## E 累乗・指数

- $1,000 = 10 \times 10 \times 10 = 10^3$
- $1,000,000 = 10 \times 10 \times 10 \times 10 \times 10 \times 10 = 10^6$
- $16 = 2 \times 2 \times 2 \times 2 = 2^4$
- $128 = 2 \times 2 \times 2 \times 2 \times 2 \times 2 \times 2 = 2^7$

のように、$a$ を $n$ 回かけた $a^n$ を**累乗**といい、$n$ を**指数**といいます。

- $\dfrac{1}{1,000} = \dfrac{1}{10^3} = 10^{-3}$
- $\dfrac{1}{8} = \dfrac{1}{2^3} = 2^{-3}$

$\dfrac{1}{a^n} = a^{-n}$ のように、分母に来るとマイナス（−）をつけます。

- $16 \times 8 = 2^4 \times 2^3 = 2^7$
- $100 \times 1000 = 10^2 \times 10^3 = 10^5$

つまり、$a^n \times a^m = a^{n+m}$ です。

- $(2^3)^2 = 64 = 2^6$

つまり、$(a^n)^m = a^{nm}$ です。

- $64 \times \dfrac{1}{64} = 8^2 \times 8^{-2} = 8^0 = 1$

つまり、$a$ の0乗は1になります。

したがって、

$(a^n)^{\frac{1}{n}} = a^{n \times \frac{1}{n}} = a^1 = a$

$a^n \times a^{-n} = a^{n-n} = a^0 = 1$

ちなみに $\sqrt{a}$ は、$a$ の $\dfrac{1}{2}$ 乗を意味しますから、$(\sqrt{a})^2 = a$ になるのです。

### ちょっと得する知識

酸性・アルカリ性を考えるとき、pH(ピーエイチ)の値を必要としますね。

pHのpは、power(指数)を意味します。つまり、$10^3$なら指数は3、$10^{-4}$なら指数は-4でしたね。

ある水溶液の水素イオン濃度[$H^+$]が$10^{-7}$mol/L(ここでは単位に捕らわれず、数値のみ考えましょう)なら、pHは7になります。つまり、指数からマイナス(-)をとった値(ここでは7)がpHの値なのです。もし[$H^+$]が$10^{-4}$mol/Lなら、pHは4になります。

前者は中性ですから、pHが4の水溶液は1,000倍($\frac{10^{-4}}{10^{-7}} = 10^3$)の水素イオン濃度[$H^+$]をもつので、かなり酸性であることが、わかります。

pHが7より小さければ酸性、そして小さいほど酸性が強いことになるのですね。「化学」のところで詳しく述べています(p.109)。みておきましょう。

## ミニテスト 累乗・指数 ▶▶▶ 解答 p.32

1  $10^2 × 10^3 × 10^4 = 10^{①(\quad)}$

2  $10^5 × 10^{-3} × 10 ÷ 10^{-2} = 10^5 × 10^{-3} × 10^1 × 10^2 = 10^{②(\quad)}$

注:$10^{-2}$で割るということは、$\frac{1}{10^{-2}} = \frac{1}{\frac{1}{100}} = 1 ÷ \frac{1}{100} = 100 = 10^2$

つまり、$10^2$を掛けることになります。

3  $2^2 × 3^2 ÷ 2^5 × 3^3 = 2^2 × 3^2 × 2^{-5} × 3^3 = 2^{③(\quad)} × 3^{④(\quad)}$

4  $4^3 = 2^{⑤(\quad)}$

5  $2^8 ÷ 4^2 × 16^0 × 8^3 = 2^{⑥(\quad)}$

6  100の1万分の1の1億倍は、$10^{⑦(\quad)}$

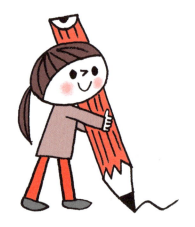

# 2 看護に役立つ数学の知識

いままで学んだ計算の知識が、看護で役立つ例を考えてみましょう。

## A 面積・体積

### ① 面積

みなさんの学習した面積を求める代表的な例を図1に示します。

もし、図2に示す@、⑥のような複雑な形でも直線で区切ることにより、計算で求めることができます。けれども、たとえば図2-ⓒのように複雑な曲線で囲まれている場合はどうしたらよいでしょうか？

これは二本の足で立っているときの両足で囲んだ面積ですが、斜線の部分（X：濃い色の部分）の面積は計算で求めることはできません。

最も簡単な方法は、方眼紙に写し取るのです（図2-ⓒ′）。

この方眼紙の1目盛は1cmですから、1つの方眼の面積は、1cm²です。薄い色で示した完全な方眼（ここでは57個あります）1個は1cm²、濃い色で示した不完全な方眼（少しだけ欠けているものも、ほんの一部しかないものも含め、ここでは28個あります）すべてを方眼 $\frac{1}{2}$ 個、つまり0.5cm²と考えるのです。図には、完全な方眼が57個、不完全な方眼が28個ですから、

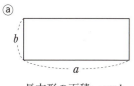

長方形の面積 = $a \times b$

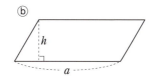

平行四辺形の面積 = $a \times h$（高さ）

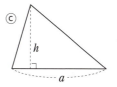

三角形の面積 = $a \times h$（高さ）÷ 2

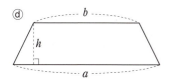

台形の面積 = $(a+b) \times h$（高さ）÷ 2

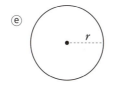

円の面積 = $r$（半径）² × $\pi$

**図1** 面積の求め方

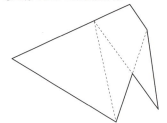
ⓐ直線で囲まれた複雑な形

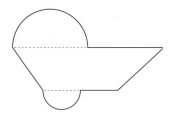
ⓑ円と直線で囲まれた複雑な形

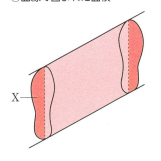
ⓒ曲線で囲まれた面積

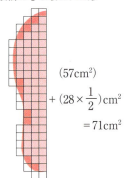
ⓒ´方眼紙に写し取られた形

$(57cm^2)$
$+(28×\frac{1}{2})cm^2$
$=71cm^2$

**図2 複雑な形での面積の求め方**

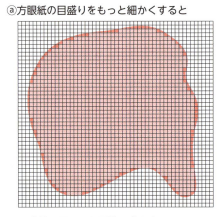
ⓐ方眼紙の目盛りをもっと細かくすると

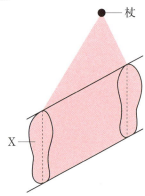
ⓑ

**図3 曲線で囲まれた面積の求め方**

　Xの面積＝$1cm^2×57＋0.5cm^2×28＝71cm^2$と考えるのです。このようにして両足の面積を求めます。

　もし方眼が、もっともっと細かい目盛りなら(図3-ⓐ)、もっと詳しい値が求まることを確認しておきましょう。

　このように支え持つ面の面積を支持基底面積といい、看護において大変重要な知識ですから、基礎看護の時間で間もなく学ぶでしょう。

したがって、もし杖をついたら図3-ⓑのように支持基底面積が広くなりますが、これは図2-ⓒに三角形の面積を加えればよいので、簡単に求まりますね。

支持基底面積が広い方が、より安定の度合いが大きいのですが、この図からみてもわかりますね。

## ② 体積

ここでも図4のような代表的な体積の求め方を記しておきますが、複雑な曲線で囲まれた物体の体積はどうして求めたらいいのでしょうか？

はじめに、図5のような直径5mmの球体の体積を求め（①）、これを水滴とした場合、水1mL（1cm³）のなかに、何滴含まれるのか求めてみましょう（②）。

① 球の体積 = $\frac{4}{3}\pi r^3$ = $\frac{4}{3} \times 3.14 \times (0.25)^3 ≒ 0.065$　　**答え：約0.065cm³**

② $1cm^3 ÷ 0.065cm^3 ≒ 15.4$　　**答え：約15滴**

このような計算が、看護で役に立つときがあります（図6）。

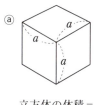

立方体の体積 = 
$a \times a \times a$

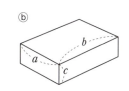

直方体の体積 = 
$a \times b \times c$

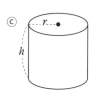

円柱の体積 = 
$\pi \times r^2 \times h$

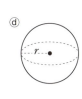

球の体積 = 
$\frac{4}{3} \times \pi \times r^3$

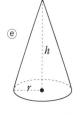

円すいの体積 = 
$\frac{1}{3} \times \pi \times r^2 \times h$

$\pi$とは円周率で、$\pi = 3.1415926$……である

**図4　体積の求め方**

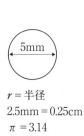

$r$ = 半径
2.5mm = 0.25cm
$\pi$ = 3.14

**図5　球体の体積を求めるには**

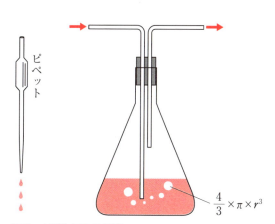

**図6　水滴や気泡の体積**

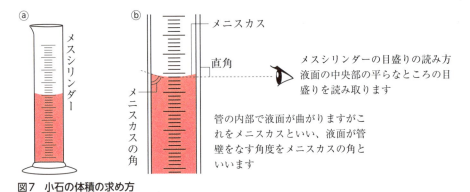

**図7 小石の体積の求め方**

次に複雑な形をしたものとして、小石を例にとりましょう。

まず、メスシリンダーに水を入れその体積を読み取ります（図7）。小石を入れると水面が上がります。どれだけの体積増加が生じたかによって、小石の体積を知ることができるのです。

このとき最小メモリの$\frac{1}{10}$の位まで読む必要があります（これについては、有効数字の項で後述します）。読むときは、図7-ⓑのようにして読みます。

このとき、物体に泡が付いていないよう注意が必要です。また水に溶ける物体なら、他の（溶けない）液体を用いなければなりません。

### ちょっと得する知識

ところで、図8-ⓐの面積は、1m×2m＝2m²。そして2m²を2平方（2乗）メートルと読みますね。

もし、これを2メートル平方とよんだらどうなるでしょうか？

それは、図8-ⓑのように、1辺が2mの平方（正方形）を意味しますから、4m²の面積になります。

同様に、図8-ⓒの体積2m³を2立方（3乗）メートルと読まず、2メートル立方と読むと、図8-ⓓのように1辺が2mの立方体を意味しますから、体積は8m³になるのです。

ちなみに、土地を「100平米の広さである」というような表現を用いることがありますが、平は平方、米はメートルのことですから、100m²の広さと同じことになります。

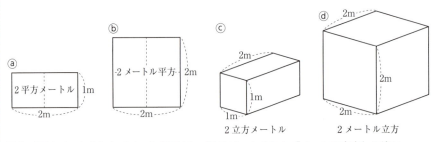

**図8 「平方メートル」と「メートル平方」、「立方メートル」と「メートル立方」の違い**

## B 比例・反比例

この知識は、数学だけでなく物理学や化学でもしばしば必要になります。国試の例は後述することにし、基本的な知識を完全なものにしておきましょう。

### ① 比例

次に示した例は、時速50km（50km／時）で走った車の走行時間（$x$）と走行距離（$y$）の関係を示したものです。

| 走行時間（$x$） | 1 | 2 | 3 | 6 | 8 | 10 | 時間 |
|---|---|---|---|---|---|---|---|
| 走行距離（$y$） | 50 | 100 | 150 | 300 | 400 | 500 | km |

このように、片方が2倍、3倍……と変化したら、他方も同じように2倍、3倍……と変化する関係を「**比例**または**正比例**」といいます。

ここでは $y=50x$ という式で示されるように、正比例は「$y=ax$」という式で表されます。

### ② 反比例

次に、いろいろな値段のお菓子を10,000円で買ったときの、値段（$x$）と個数（$y$）の関係を考えてみましょう。

| 1個あたりの値段（$x$） | 10 | 50 | 100 | …… | 2,000 | 5,000 | 円 |
|---|---|---|---|---|---|---|---|
| 買える個数（$y$） | 1,000 | 200 | 100 | …… | 5 | 2 | 個 |

このように、片方が2倍、3倍に変化したら、他方は $\frac{1}{2}$ 倍、$\frac{1}{3}$ と変化する関係を「**反比例**」といいます。

ここでは、$xy=10,000$ で表されますが、反比例は「$xy=$ 一定」という式で表されます。

### ③ 比の値と比例問題

比の値、つまり a：b の値って何なのでしょうか？

それは、前項を後項で割った値（前項の後項に対する割合）を意味しますから、「$a：b = \frac{a}{b}$」なのです。

たとえば、10：2 = 5 ですから、10は2に対して5倍の値をもつことになります。

そうすると、2つの比が等しいとき、つまり「$a：b = c：d$」のとき、「$\frac{a}{b} = \frac{c}{d}$」に

なりますから、両辺に $bd$ をかけると、「$\frac{a}{b} \times bd = \frac{c}{d} \times bd$」「$ad = cb$」になります。

すなわち、「$a:b = c:d$」において」「**外項の積(外側の項どうしをかけたもの)は内項の積(内側の項どうしをかけたもの)に等しい**」という大切な関係が得られます。

例をあげると、「台風などでない平常時の平地での気圧は1気圧であり、それは1,013hPa(ヘクトパスカル)に相当します。台風の中心気圧が940hPaのとき、これは何気圧に相当するでしょうか？」

この場合、$x$気圧に相当するなら「1気圧 → 1,013hPa、$x$気圧 → 940hPa」ですから、

$1:x = 1,013:940$ → $x \times 1,013 = 1 \times 940$ → $x = 0.927$……、約0.93気圧になります（これを $1:1,013 = x:940$ としても、もちろんかまいません）。

ちなみに、熱帯低気圧が発達して風速が17.2m/秒を越えると、呼び名が台風になるそうです。

## C 小さい量・大きい量

看護には、キロ(k)とかマイクロ($\mu$)とか、さまざまな大きい量、小さい量を表す必要が生じます。どうしたらよいのでしょうか？　表1をみてみましょう。

上の2行を除き、すべて1,000倍ずつ、あるいは $\frac{1}{1,000}$ 倍ずつ変化していることがわかります。

そして皆さんもよく知っている、m(ミリ)やk(キロ)など、「接頭語」には、それぞれ10の何乗倍かという意味があるのです。それを用いて、小さい量・大きい量をどのように表すのかを勉強しましょう。

### ① 小さい量

「m(ミリ)」は $\frac{1}{1,000}$ ですから、1mm(ミリメートル) = $\frac{1}{1,000}$ m、1m = 1,000mm

**表1　10の整数乗倍のSI接頭語**

| 大きさ | 接頭語 | | 記号 | 大きさ | 接頭語 | | 記号 |
|---|---|---|---|---|---|---|---|
| $10^{-1}$ | デシ | deci | d | $10$ | デカ | deca | da |
| $10^{-2}$ | センチ | centi | c | $10^2$ | ヘクト | hecto | h |
| $10^{-3}$ | ミリ | milli | m | $10^3$ | キロ | kilo | k |
| $10^{-6}$ | マイクロ | micro | $\mu$ | $10^6$ | メガ | mega | M |
| $10^{-9}$ | ナノ | nano | n | $10^9$ | ギガ | giga | G |
| $10^{-12}$ | ピコ | pico | p | $10^{12}$ | テラ | tera | T |
| $10^{-15}$ | フェムト | femto | f | $10^{15}$ | ペタ | peta | P |
| $10^{-18}$ | アト | atto | a | $10^{18}$ | エクサ | exa | E |

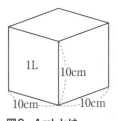

$10cm \times 10cm \times 10cm = 1{,}000cm^3 = 1L$

$1mL = \dfrac{1}{1{,}000} L = 1cm^3$

$1mL = 1cm^3$

図9　1mLとは

となります。

　ところで、1Lとは図9で示した1,000cm³の体積を意味します。したがって、「$1mL = \dfrac{1}{1{,}000} L = 1cm^3$」です。「$1cm^3 = 1cc = 1mL$」であることを確認しておきましょう。ちなみに、1ccとはcubic（3乗の）cmの略です。

　検査に「μ（マイクロ）」という単位が出てきますが、μは$10^{-6}$ですから、$1\mu g = \dfrac{1}{10^6} g$、$1\mu m = \dfrac{1}{10^6} m$になります。

　ここで注意が必要なのは、長さにμを用いた場合のみ、横についている単位（m）を除いてもよいのです。つまり、1μmを1μとしてもよいのですが、その代わりマイクロと読まず、ミクロンといいます。

　「$1\mu m$（マイクロメートル）$= \dfrac{1}{10^6} m = 1\mu$（ミクロン）」

　ところで、1ミクロン（μ）は$10^{-6}$mですから、1ミリミクロン（1mμ）は、それの$\dfrac{1}{1{,}000}$すなわち$10^{-9}$m（$\dfrac{1}{1{,}000}\mu m$）になります。

　つまり「$\dfrac{1}{1{,}000}\mu m$（マイクロメートル）$= 1m\mu$（ミリミクロン）」になります。注意しましょう。光の波長にミクロンを使用する場合が多いので、覚えておきましょう。

　また、血中に含まれる物質の非常に微量な濃度を表すとき、ng（ナノグラム）という単位が用いられますが、「n（ナノ）」は$10^{-9}$倍ですから、1ngは10億分の1gに相当します。1nmは、原子・分子の大きさになります。

　「土壌1g当たりのダイオキシン濃度が100pgにも達し……」と環境問題で論じられることがありますが、「p（ピコ）」は$10^{-12}$です。ちなみに、「ppm」という単位をみたことはありませんか？

　ppmは「part per million」の略で、「100万（million）につき（per）どれだけの量（part）を含むか」という意味ですから、100万分の1の大きさ、つまりμに相当します。

　いままで述べた接頭語は、$10^3$または$10^{-3}$ごとになっているのに、例外として、「d」は$\dfrac{1}{10}$を表しますから、検査でしばしばでてくる1dLは$\dfrac{1}{10} L$になります。

　なお「c（センチ）」は$\dfrac{1}{100}$つまり100分の1を表します。これは、「$1cm = \dfrac{1}{100} m$」からもあきらかですね。

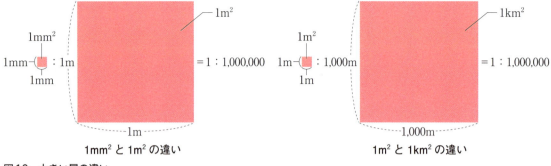

図10 大きい量の違い

### ②大きい量

まず「k(キロ)」はkmでおなじみですが、kは$10^3$倍ですから「1km = 1,000m」。「1kL = 1,000L」、「1kg = 1,000g」はいうまでもありません。

「M(メガ)」は、$10^6$(= 100万)倍は、ボンベの圧力に「MPa(メガパスカル)」という単位で出てきます。

コンピュータのハードディスクの容量に用いる「G(ギガ)」は、さらに1,000倍($10^9$ = 10億倍)になります。

表1に$10^2$倍、つまり100倍をヘクトといいますが、天気予報でおなじみの「hPa(ヘクトパスカル)」は、100パスカルを表します。面積の「1ha(ヘクタール) = 100a(アール)」もおなじみでしょう。

ここで注意を……、「m(ミリ)」は$\frac{1}{1,000}$だから、$1mm^2 = \frac{1}{1,000}m^2$と考えてはいけません。左辺 = $1mm^2$(平方ミリメートル)は1mmの平方(2乗)

右辺 = $1m^2$の$\frac{1}{1,000}$

1mは1,000mmですから、$1m^2 = 1,000,000mm^2$( = 1,000mm × 1,000mm)。したがって、$1m^2$の$\frac{1}{1,000}$は$1,000mm^2$で、決して$1mm^2$にはならないのです(図10)。

同様に、「k(キロ)」は1,000倍だから、$1km^2 = 1,000m^2$と考えてはいけない理由を図10で確認しましょう。

---

**ちょっと得する知識**

「垓」は漢字圏で用いる大きい量を表す接頭語の1つですが、10の20乗を表します。漢字圏では、1から10,000までは10倍ずつ大きくなりますが、「万、億、兆、京……」と10の4乗ずつ大きくなります。だから「垓」は「京」の次の単位ですね。なんと10の68乗という、とんでもない大きい数は「無量大数」といいます。

ちなみに小さい量の例で、「微」は$10^{-6}$つまり「μ」を、「塵」は$10^{-9}$つまり「n」を表します。お経から出典されたような接頭語も他に見受けられます。

# D 有効数字と誤差

## ① 有効数字

この項目の内容を看護の時間に学ぶことは少ないのですが、測定値に対して大切な知識ですから、看護の場では、大変重要な意味をもちます。

### (1) 有効数字とは何か？

これは長さや重さを測定した結果、得られた数値のどの部分が意味をもつか（有効か）ということです。

測定値を求めるとき、最小メモリの $\frac{1}{10}$（これは目分量）まで読まねばなりません。もし、図11の例なら、47.55kgと読みますが、47.5kgまでははっきりしていても。最後の0.05kgは目分量です。

これを47.550と書いてはいけません。なぜなら、0.001kgの位までわからないからです。

この47.55kgの47.5kgまでは確かですが、0.05kgは目分量ですから少し疑わしいことになります。しかし、「47.54kgよりは大きく、47.56kgよりは小さい」という信頼性はあります。

したがって、47.55kgという値は信頼性をもつ（意味をもつ）ことになり、**有効数字**47.55、有効数字の桁数は4桁になります。

そして真の値ではない（誤差を含んでいる）が、それに近い値のことを**近似値**といいます。

もし、体重を47kgと測定したら有効数字は2桁になり、有効数字の桁数が多いほうが詳しい測定になります。

47kgというのは1の位まで、47.0kgというのは0.1kgの位まで読んでいるので、もちろん後者の値のほうが詳しいことになります。

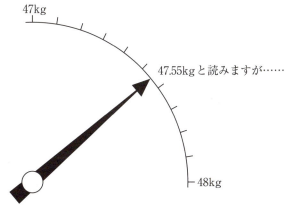

図11 有効数字とは

### (2) 有効数字の計算

測定値において、最後の位の数には誤差があると述べました。計算をするとき、どのような注意が必要でしょうか。

#### ①有効数字の加減

三角形の3辺の長さを測定した結果、図12のようになったとしましょう。

周囲の長さを ⓐ のように加えたとしたら（○で囲った値は誤差を含んでいます）、99.35mではなく、99m（最後の位は誤差を含んでいてもよい）になります。結局、1の位しか意味をもちません。

つまり、近似値の加減は有効数字の末位（31.1では小数第1位、27では1の位、41.25では小数第2位）が最も高い位（1の位）に四捨五入して揃えることが必要なのです。

だから、ⓑ のようにすべきなのです。

#### ②有効数字の乗除

図12の面積を求めるとき、(31.1m × 25.35m) ÷ 2 のように計算したらどうなるでしょうか（○の部分に誤差を含んでいることに注意しましょう）。つまり、近似値の乗除は、有効数字の桁数の最も小さいもの（ここでは31.1mの3桁）に四捨五入して揃え、答えの有効数字も同じ桁数にするのです。この例では2つの数のかけ算ですが、3つでも4つでも同じです。

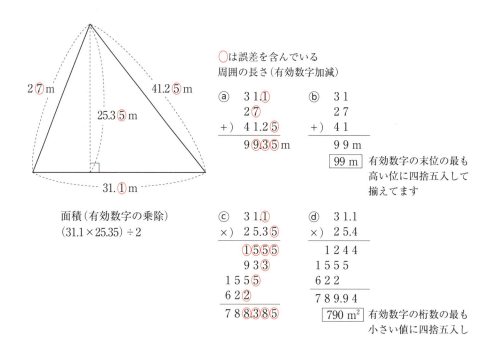

図12　有効数字の加減乗除

## ② 誤差と精度

ある人の血圧を6回測定したら、次のようになったとしましょう。

最高血圧　　　130　127　128　126　129　128　mmHg

最低血圧　　　 75　 76　 75　 77　 77　 76　mmHg

平均値は、最高血圧は128mmHgですが、±2のばらつきがあります。最低血圧は76mmHgですが、±1のばらつきがあります。

だから、それぞれを128±2mmHg、76±1mmHgと表し、この±2、±1を**絶対誤差**といいます。絶対誤差が、平均値に対してどのような割合かを求めると、最高血圧では$\frac{2}{128}$＝1.6％、最低血圧では$\frac{1}{76}$＝1.3％になります。これを**相対誤差**といいます。

相対誤差の小さいほうが精度のよい測定になるのですが、最高血圧の絶対誤差は最低血圧の2倍なのに対し、相対誤差はあまり変わらないことに注意しましょう。

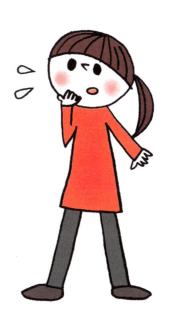

# 3 看護に役立つ数学の応用問題

簡単な計算知識と基礎のウォーミングアップができました。これらの知識がどのように看護における応用問題とつながるのでしょうか？

ここでは、次の代表的な4つの問題を勉強しましょう。

A. 濃度の換算に関する問題
B. 液体の希釈に関する問題
C. 点滴における滴下速度に関する問題
D. 酸素ボンベに関する問題

まだ国試は意識しなくてよいけれど、いずれも国試の代表的問題とつながる大切な内容であることは心にとどめておいてください（看護に必要な代表的な問題を選びますが、難しい専門語はできるだけ避け、わかりやすい文言を使用したいと思います）。

## A 濃度の換算に関する問題 ▶▶▶解答p.32

1. $200 \, mg/dL = (①\qquad) \, g/L$

2. $23 \times 10^4 / \mu L = 23 \times (②\qquad) / L$

3. $150 \, \mu g/dL = (③\qquad) \, mg/L$

4  50pg/mL =（④　　　　）µg/L

## B 液体の希釈に関する問題　▶▶▶解答p.32

　食塩水は、いうまでもなく食塩が水に溶けている液体です。このとき、溶けている物質（食塩）を**溶質**、溶かしている液体（水）を**溶媒**、液体全体を**溶液**といいます（図13）。

　ここで、「溶液（食塩水）の重さ＝溶質（食塩）＋溶媒（水）の重さ」であることを確認しておくと、希釈に関する問題は難しくありません。

　「食塩水やブドウ糖液のように固体の溶質を溶かしている液体の濃度（％）

$$= \frac{溶質の重量(g)}{溶液の重量(g)} \times 100 = \frac{溶質の重量(g)}{溶質(g)+溶媒(g)} \times 100 」$$

　これを**重量パーセント**（w/w％）といいます。なぜなら、ここでは、gという重さの単位を使用しており、wはweight（ウエイト。重量）を意味するからです。

　ちなみに、gは重量の単位と考えるのは正しくないのでは？　と思うかも知れません。それについては、将来「物理」で学ぶことになりますが、ここでは、重さとみなしておきましょう。

　水100gに食塩5gを溶かした液体は5％の食塩水であると考えがちですが、そうではありません。溶液全体は105gですから、

　濃度は、「$\frac{5g(食塩)}{105g(食塩＋水)} \times 100 = 4.8\%$」が正しいのです（図14）。

　もし、5％の濃度にしたいなら、食塩5gに水95gを加え、「$\frac{5g(食塩)}{5g+95g(食塩＋水)} \times 100 = 5\%$」としなければなりません。

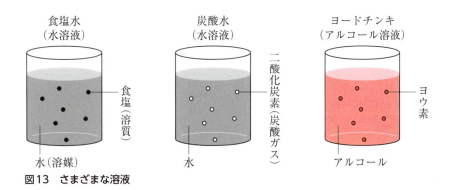

**図13　さまざまな溶液**

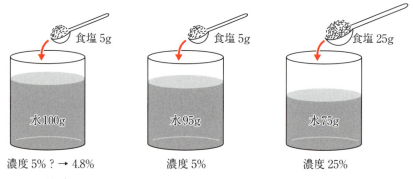

**図14　濃度が5%の食塩水とは**

では、25%の濃度をつくるにはどうすればいいでしょうか？　練習をしてみましょう。

これは25gの食塩に水75gを加えたらよいのですね。「$\frac{25g(食塩)}{25g+75g(食塩+水)} \times 100 = 25\%$」

それでは、希釈について考えてみましょう。

25%の食塩水100gに水を何g加えれば、10%の食塩水になるでしょうか？

いま、食塩は$100g \times 0.25 (=25\%) = 25g$あります。この食塩水100gに水を$xg$加えると、全体$(100+x)g$の中に食塩が25gあり、その濃度が10%(0.1)なのですから、

「$\frac{25}{100+x} = 0.1$、$x = 25 \div 0.1 - 100 = 150g$」になり、水を150g加えることにより、10%の食塩水が250gできることになります。溶媒を追加すればいくらでも薄い溶液が得られます。

**1**　10％濃度の食塩水を1,000gをつくりたいとき、食塩、水は各々どれだけを要するでしょうか。

(食塩：①　　　g、水：②　　　g)

**2**　この液を8％に薄めたければ、水を何g加えたらよいでしょうか。

(③水：　　　g)

3  5％濃度の食塩水を用いて、0.8％の食塩水1,000gをつくりたい。5％の食塩水は何g必要でしょうか。

(④食塩水：　　　g)

4  ブドウ糖50gを水に溶かして50％濃度のブドウ糖液100gをつくりたいとき、何gのブドウ糖が必要でしょうか。

(⑤ブドウ糖：　　　g)

## C 点滴における滴下速度に関する問題　▶▶▶解答p.33

体積の演習問題で、水1mL（1cm³）中に直径5mmの水滴が約15滴含まれていることを求めました。つまり、15滴/mLでした。点滴に使用される輸液セットは、成人用と小児用があり、成人用20滴/mL、小児用60滴/mLとなっています（図15）。小児用の1滴は、成人用の $\frac{1}{3}$ の大きさということになりますね。

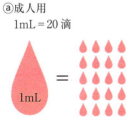
ⓐ成人用
1mL＝20滴

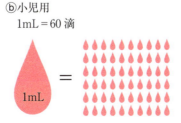
ⓑ小児用
1mL＝60滴

図15　輸液セットの規格

1. 成人用20滴/mLの点滴で、90mLを30分で与薬するときの滴下速度を求めましょう。

(①滴下速度：　　　滴/秒)

2. 小児用60滴/mLの点滴で、100mLを50分で与薬するときの滴下速度を求めましょう。

(②滴下速度：　　　滴/秒)

3. 成人用200mLを2滴/秒で滴下する所要時間はどのくらいでしょうか(小数点以下、四捨五入)。

(③所要時間：約　　　分)

## D 酸素ボンベに関する問題　▶▶▶解答p.33

　酸素ボンベについての詳しい説明については、物理編(p.53)で述べることとして、しばしば看護で出てくる(したがって国試にも出題される)例題をここで述べます。

　ある圧力で充填されている酸素のボンベの中に何Lか残っているとき、ボンベの中の圧力が低下してくることは中の酸素の残存量が減少したからに他なりません。

　圧力が $\frac{1}{2}$ に低下したことは、酸素の残存量も $\frac{1}{2}$ に減少したからですね。つまり、ボンベの圧力の変化と酸素の残存量の変化は比例しているのです(図16)。

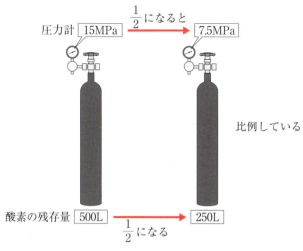

図16 酸素ボンベの圧力の変化と酸素の残存量の変化

1. 15MPaの圧力で充填されているとき500Lの酸素がある。ボンベの圧力計が9MPaを示しているとき、酸素の残存量はいくらでしょうか。また、流量2L/分ならば、どれだけの時間、使用可能でしょうか。

(①酸素の残存量：　　　L)(②使用可能な時間：　　　分)

2. 流量3L/分で1時間使用したいとき、このボンベの圧力計はいくら以上示している必要があるでしょうか。

(③圧力：　　　MPa以上)

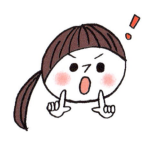

# 数学 《解答》

### ミニテスト 加減乗除

①8、②25、③50、④3、⑤47、⑥11、⑦6、⑧36、⑨53、⑩14、⑪2、⑫16、⑬8、⑭2、⑮10、⑯14、⑰26

### ミニテスト 小数と分数

1. ① $\dfrac{13}{24}$

   $\dfrac{1}{8} + \dfrac{5}{12} = \dfrac{3}{24} + \dfrac{10}{24} = \dfrac{13}{24}$

2. ② $\dfrac{10}{21}$

   $\dfrac{5}{6} - \dfrac{3}{7} + \dfrac{3}{42} = \dfrac{35}{42} - \dfrac{18}{42} + \dfrac{3}{42} = \dfrac{20}{42} = \dfrac{10}{21}$

3. ③ $\dfrac{5}{28}$

   $\dfrac{3}{7} \times \dfrac{1}{2} \times \dfrac{5}{6} = \dfrac{\cancel{3} \times 1 \times 5}{7 \times 2 \times \cancel{6}^{2}} = \dfrac{5}{28}$

4. ④ $1\dfrac{1}{15}$

   $\dfrac{2}{3} \div \dfrac{3}{4} \times \dfrac{7}{5} \div 1\dfrac{1}{6} = \dfrac{2 \times 4 \times \cancel{7} \times \cancel{6}^{2}}{3 \times \cancel{3} \times 5 \times \cancel{7}} = \dfrac{16}{15}$
   $= 1\dfrac{1}{15}$

5. ⑤ 0.125

   $1 \div 8 = 0.125$

6. ⑥ $0.\dot{5}\dot{6}$

   $56 \div 99 \div 0.5656\cdots\cdots$

7. ⑦ $\dfrac{39}{50}$

   $0.78 = \dfrac{7}{10} + \dfrac{8}{100} = \dfrac{78}{100} = \dfrac{39}{50}$

8. ⑧ $\dfrac{5}{8}$

   $0.625 = \dfrac{6}{10} + \dfrac{2}{100} + \dfrac{5}{1000} = \dfrac{625}{1000} = \dfrac{5}{8}$

9. ⑨ 37.5

   $\dfrac{3}{8} \times 100 = 0.375 \times 100$

10. ⑩ 0.48

    $120 \times 0.004 = 0.48$

### ミニテスト 以上、以下、未満、四捨五入

①10、②5、6、7、8、9、10、③5、6、7、8、9、④23,600、⑤23,570、⑥3.3

### ミニテスト 累乗、指数

①9、②5、③ー3、④5、⑤6 〔→$4^3 = (2^2)^3 = 2^6$〕、
⑥13 〔→$2^8 \div (2^2)^2 \times 1 \times (2^3)^3 = 2^8 \div 2^4 \times 2^9 = 2^{8-4+9} = 2^{13}$〕、
⑦6(100万) 〔$10^2$の $\dfrac{1}{10^4}$ の $10^8$倍だから、$10^2 \times 10^{-4} \times 10^8 = 10^6$〕

### A 濃度の換算に関する問題

1. ①2 〔分母のdL→L(10倍)、分子200mgを10倍すると、2,000mg = 2g〕

2. ②$10^{10}$ 〔分母の$\mu$L→L、$\mu$L = $10^{-6}$なので$10^6$倍。分子$23 \times 10^4 \times 10^6 = 23 \times 10^{10}$〕

3. ③1.5 〔分母のdL→L(10倍)、分子$150\mu$g = $150 \times 10^{-6}$を10倍すると、$150 \times 10^{-5}$g = $150 \times 10^{-2}$mg = 1.5mg/L〕

4. ④0.05 〔分母のmL→L($10^3$倍)、分子$50 \times 10^{-12}$g × $10^3 = 50 \times 10^{-9}$g = $50 \times 10^{-3} \times 10^{-6}$g = $50 \times 10^{-3}\mu$g = $5 \times 10^{-2}\mu$g = $0.05\mu$g〕

### B 希釈に関する問題

1. ①100、②900

   10%の食塩水1,000gなので、必要な食塩の量は1000g × 0.1 = 100gであり、必要な水の量は1000g − 100g = 900gとなります 〔100g ÷ (100g + 900g) × 100 = 10%〕

2. ③250

   水 $x$ gを加えると、この液は8%になる式は、次のとおりです。

   $\dfrac{100\text{g}}{(100\text{g} + 900\text{g}) + x\text{g}} \times 100 = 8\%$

   $\rightarrow \dfrac{100 \times 100}{1000 + x} = 8$

   $\rightarrow 8(1000 + x) = 10000$

   $8x = 2000$

   $x = 250$

3   ④160

0.8%の食塩水1,000gに必要な食塩の量は、1,000 × 0.008 = 8gです。5%の食塩水$x$gに含まれる食塩の量は、0.05 × $x$gです。

0.05 × $x$g = 8g → $x$ = 8 ÷ 0.05 = 800 ÷ 5 = 160

ちなみに5%食塩水160gに水840gを加えると、$\frac{8g}{(160+840)g} \times 100 = 0.8(\%)$になります。

4   50

パッと一読したとき、「？」と思ったかもしれませんが、暗算でできますね。50%ブドウ糖液100gには、ブドウ糖が50gが含まれているのですから、答えは50gの水を加えることになります。

50g ÷ (50g + 50g) × 100 = 50

同じように「100％無水アルコールに精製水を加えて希釈し、50％の消毒用アルコール100mLをつくるには、100％無水アルコールは何mL必要でしょうか」という問も全く同じようにして50mLが必要だということがわかります。

食塩水のように溶質も溶媒もgで表すのを重量パーセント（w/w％）と書きますが、溶質も溶媒もg（重さ、weight）で表されているからでした。アルコールの問題のように溶質（液体）も溶媒（液体）もmL（容積、volume）で表される濃度を(v/v％)と書きます。

## C 点滴における滴下速度に関する問題

1   ①1

1mL当たり20滴が含まれ、90mLでは1,800滴が含まれています（20滴/mL × 90mL = 1,800滴）。30分で滴下するためには、1800滴 ÷ 30分 = 60滴 ÷ 1分 = 60滴 ÷ 60秒 = 1滴/1秒（1滴/秒）となります。

2   ②2

100mLには6,000滴が含まれています（60滴/mL × 100mL = 6,000滴）。50分で滴下するためには、6,000滴 ÷ 50分 = 120滴 ÷ 1分 = 120滴 ÷ 60秒 = 2滴/1秒（2滴/秒）

3   ③33

滴下速度：2滴/秒 = 120滴/分。20滴/mL × 200mL = 4,000滴。4,000滴 ÷ 120滴/分 ≒ 33.333……。したがって、約33分になります。

## D 酸素ボンベに関する問題

1   ①300   ②150

15MPaでは、酸素量は500Lです。9MPaで求める酸素量は$x$Lとなります。したがって、15：500 = 9：$x$（15：9 = 500：$x$でもよい）ですので、15 × $x$ = 500 × 9 → $x$ = 4,500 ÷ 15 → $x$ = 300となります。

使用可能な時間は、300L ÷ 2L/分 = 150分（2時間30分）となります。

2   ②5.4

酸素ボンベを、流量3L/分で1時間（60分）使用するのですから、必要な酸素量は3L/分 × 60分 = 180Lとなります。15MPaでは、酸素量が500Lですので、180Lの場合の圧力は、$x$MPaとなります。したがって、15：500 = $x$：180（15：$x$ = 500：180でもよい）ですので、500 × $x$ = 15 × 180 → $x$ = 2,700 ÷ 500 → $x$ = 5.4となります。

国試には、もっと複雑な計算が出ますから、ふだんから細かい計算問題を手を動かしてやりましょう。

# 物理
のウォーミングアップ

1 看護に必要な力学の知識
2 看護に必要な圧力の知識

# 1 看護に必要な力学の知識

## A ベクトルってなに？

皆さんは、ベクトルという言葉を耳にしたことがありませんか？

決して難しいことではありません。

もし、「新幹線のぞみ号が時速250kmで走っている」と聞いても、大阪へ向かっているのか、東京へ向かっているのかわかりません。

また、「私の家は学校から3km離れている」といってもどの方向に離れているのかわかりません。

つまり、**大きさ**（250km/時、3km）と、**方向**（たとえば、東京へ向かう、学校から東の方向）を必要とする量を**ベクトル**または**ベクトル量**というのです。

もし、リンゴの数やお金のように大きさだけで済むなら、加（足し算）減（引き算）ができるのですが、ベクトル（量）は方向が必要なので加減ができません。

看護では体位変換だけでなく、物品の移動など力学の知識を必要とする場面が少なくありません。そうですね。力もベクトル（量）なのです。

## B 力の加減と看護の場での応用

### ① ベクトルの表し方

ベクトルの加減は難しい計算ではなく、簡単な作図で可能なのですが、作図において、**大きさ**は直線の長さで表します。たとえば、大きさ1の力を1cmで表すなら、4cmの直線は大きさ4の力を意味します。**方向**は、矢印の矢で表します。

### ② ベクトルの足し算（加法）

図1-ⓐで物体にAの力が働き、次にBの力が働いたとき合計の力Cは、図のようになります。

つまり、加法の答え（A＋B＝C）は、AとBでつくる平行四辺形の対角線になるのです図1-ⓑ。そして、合計の力Cを**合力**といいます。AとBの順序が違っても答えは同じ（B＋A＝C）であることを図1-ⓒで確認しておきましょう。

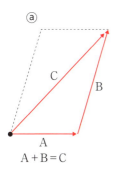 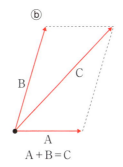 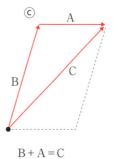

**図1 ベクトルの加法**

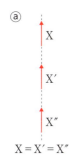 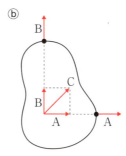

**図2 ベクトルの移動**

## ③ ベクトルの移動

いま、図2-ⓐのベクトルXの作用線（ベクトルの前後に延長した直線）上に、同じ大きさのベクトルX′とX″を加えます。

この3つのベクトルは、大きさも方向も同じですから、X = X′ = X″となりますね。つまり、ベクトルは作用線上を移動してもいいのです。

だから、図2-ⓑのような場合、つまり一見力の加法の平行四辺形がつくれない場合でも、作用線の交点まで力を移動すれば合力を求めることができるのです。

## ④ 看護に役立つ力の加法

シーツを丸くたたんで手前上方向に引っ張り患者さんを持ち上げるとき、図1で学んだベクトルの移動を利用すると、図3-ⓐはⓑのようになります。そして、同じ大きさの角度、同じ大きさの力を加えると患者さんを真上に持ち上げる事ができます。

けれども、角度が小さければ合力も小さくなり、上手く持ち上げる事ができません（図3-ⓒ）。真上の方向へ大きい力を必要とするとき、同じ大きさの角度、同じ大きさの力を加えることが必要ですが、さらに角度を大きくすることも学んでおきましょう。患者さんの近くに寄るのは大きい角度を可能にするためですね。

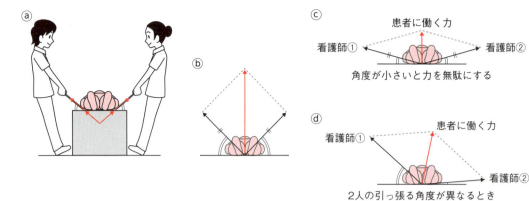

図3　ベクトルの加法の応用

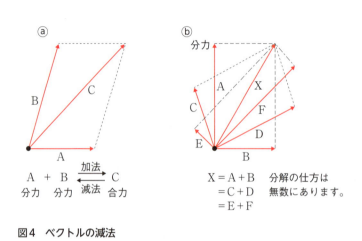

図4　ベクトルの減法

　もちろん、力の大きさや角度が異なると、患者さんは斜め方向に力を受け危険です（図3-ⓓ）。

　以上のことは、皆さんが荷物を持ち上げるときにも成り立ちます。

　ひもを短くしてお互いに身体を寄せ合って持ち上げます。決してひもを長くして離れてもちあげませんね。

## ⑤ ベクトルの引き算（減法）

　図4-ⓐのようにA＋B⇄Cにおいて、左から右（→）が加法ですから、右から左（←）は減法になります。つまり、減法は1つの力を2つの力に分けることになります。

　図1において、力の加法の答えが対角線（C）を求めることですから、減法の答えはCという対角線をもつ平行四辺形の二辺（AとB）になりますね。この2つに分解された力を**分力**といいます（図4-ⓐ）。

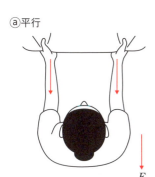 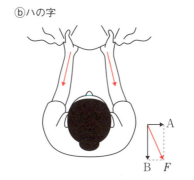 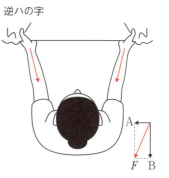

ⓑはともに手前に引く力はBだから、加えた力Fより小さくなります

**図5　手前に引く際の力の加え方**

## ⑥ 減法の注意点

　それでは、減法の練習をやってみましょう（図4-ⓑ）。

　Xの力を対角線にもつ平行四辺形の二辺が答え（分力）なのですから、AとBだけでなく、CとD、EとF……などのようにいくらでもあり、答えが決まりません。

　しかし、上と右の方向の分力といえば答えはAとBしかありません。

　つまりベクトルの減法において、分解する方向を指定しなければならないのです。なぜなら、ベクトルは大きさと方向を必要とするからなのですね。

## ⑦ 看護に役立つ力の減法

　それでは、ベクトルの減法がどのように看護の場で応用されているのでしょうか？

　図5は患者さんを手前に引くときの皆さんの腕の位置です。

　腕を真っ直ぐ平行に入れ（図5-ⓐ）、ハの字型や、逆ハの字型（図5-ⓑ）にしないことを学ぶでしょう。

　なぜなら、力Fは図のように分解され、手前に引くとき用いられる力Bは、あなたの加えた力Fよりも小さくなってしまいますが、（図5-ⓐ）のように腕を真っ直ぐ平行に入れるとあなたの加えた力を100％利用できるからです。

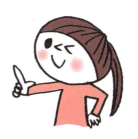

## C 看護にトルクの知識が必要な理由

### ① トルクって何？

**トルクって回転のことなのです。**

たとえば、ドアの回転やシーソーの回転、人気スポーツのフィギュアスケートにもみられます。

ハサミやピンセット（鑷子）を用いるとき指を回転すると刃先も回転します。後述しますが、回転が必要な体位変換も少なくありません。すべてトルクです。

### ② トルクの大きさ

このように、いろんな場でトルクを目にしますが、トルクの大きさを簡単に求めることができるのでしょうか？

ドアでもシーソーでも回転するには、どこかを固定する必要がありますね。固定されている場所(P)を固定点といいます（図6）。

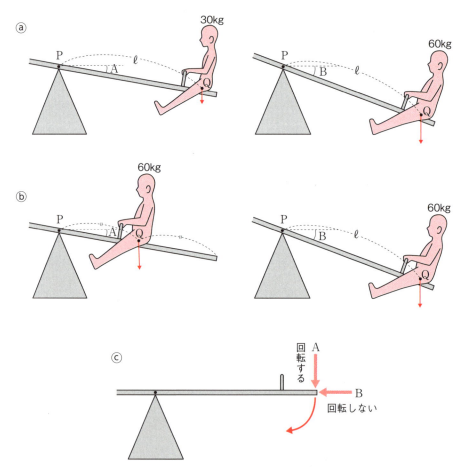

図6 トルクの大きさ

40

もし重さが2倍になると、トルクの大きさも2倍（BはAの2倍の角度）になりますね（つまり、**トルクは加えた力に比例する**）（図6-ⓐ）。

また、同じ体重でも固定点から力を加えた場所（Q）（着力点という）までの距離（PQ）にトルクは比例することになります（図6-ⓑ）。

ここで固定点から着力点までの距離（PQ）＝$\ell$を腕の長さということを覚えておきましょう（つまり、**トルクは腕の長さに比例する**）（図6-ⓑ）。

けれども（図6-ⓒ）で示したように力を腕と平行方向（腕と同じ方向）に加えても、シーソーは回転しません（トルクはゼロ）。トルクに必要な力は腕に垂直な力なのです（もし腕に斜めの力なら腕に平行方向と垂直方向に分けます）。

ここでまとめると、**トルク（の大きさ）は、腕に垂直な力と腕の長さに比例する**ことがわかります。

ノートを買うとき、支払い額は、単価と買う冊数に比例し、

　支払い額＝単価×冊数　になりますね。

つまり

　**トルク（の大きさ）＝腕に垂直な力×腕の長さ**

で表されるのです。

## ③ 看護で用いる器具とトルク

### (1) 鉗子

鉗子にはいろいろな種類がありますが、代表的な鉗子を図7-ⓐに示します。

これもトルクを利用したものですね。

あなたがAとA′に、1の力を垂直に加えたとすると（ここでは固定点はO、着力点はAまたはA′、腕の長さは10cm）生じたトルクは（とりあえず大きさのみ考えます）1×10であり、先端Bで垂直に管を挟む力を$X$とすると、生じたトルクは$X×2$になります。

あなたのつくったトルクによって、先端にトルクが生じたのですから

　$1×10 = X×2$　　　　$X = 5$

鉗子によって、あなたの加えた力の5倍の大きさの力を得た事になります。

もし、Oから1cmのところで同様のことをすると、10倍の力を得ることになりますね。

つまり、鉗子は力で得をする道具であり、根元（固定点）に近いところを用いるほど大きい力をえることがわかります。

### (2) ピンセット（鑷子）

これもトルクを利用した器具ですが、固定点（O）の場所に注意しましょう（図7-ⓑ）。

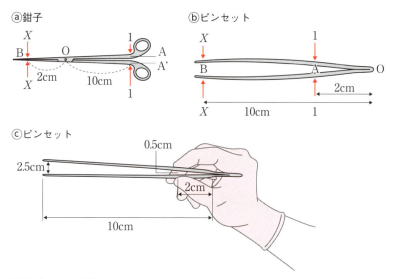

図7 トルクの応用

前述から、

$1 \times 2 = X \times 10$　　　$X = \dfrac{1}{5}$

つまり、$\dfrac{1}{5}$の力しか得られず、鉗子と違って力で損をするのです。

それでは、何を得するのでしょうか？

図7-ⓒの三角形の相似から、指先を0.5cm動かすと、ピンセットの先端は2.5cm動くことがわかります。つまり力は$\dfrac{1}{5}$で損をしても、距離で5倍の得をすることになります。

## ④ 荷物を持つときのトルク

### (1) 荷物を肩にさげるとき

看護では多くの学問を身につけなければならないので、看護学生の鞄の中は教科書でいっぱいです。

観察すると、肩に荷物を下げている学生が多くいます（図8）。

なぜ楽なのでしょうか？

すでに学んだように、作用線上をベクトルは移動できますから、鞄に働く重力（W）を肩（O）に移動できます。一方、肩は固定されていますから、肩は固定点であり着力点でもある、つまり腕の長さはゼロとなり、トルク＝0だから楽なのです。もちろん、力は腕に平行なので、トルクを生じないと考えてもよいのです。

### (2) 前腕に荷物を下げるとき

荷物を肩に下げず前腕に下げている場合も少なくありませんが、そのとき、全員が図9-ⓐにある①の位置に荷物を下げ、②のようにはしていません。

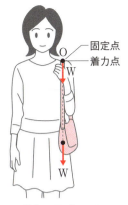

図8　肩に荷物を下げるとき

なぜでしょうか？

図9-ⓐはⓑのように表せますから、腕の長さを比べると、$\ell < \ell'$なので、①のトルクのほうが小さくなり、楽だからですね。

このとき、荷物は⤵の方向にトルクを作りますが、上腕二頭筋ⓒが⤴の方向にトルクをつくるので腕を水平にできるのです。

でもね、これで納得したつもりになってはいけないのです。

## (3) 腕の重さ

なぜなら、前腕にも重力が働くのですから、本当はそれの作るトルクも考えないといけないのです（図9-ⓓ）。

だから、荷物を持っていなくても前腕を水平にするには。上腕二頭筋に力を加える必要があるのです。

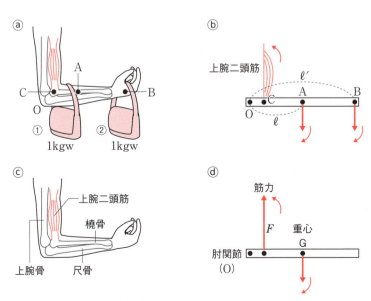

（1kgwは1kgの重さという意味ですが、ここでは単に1kgと考えてよいです）

図9　前腕に荷物を下げるとき

## ④ 体位変換に役立つトルク

体位変換は看護において大変重要な技術ですから、皆さんは入学後、早いうちから学ぶことになるでしょう。

そのうちの1つに仰臥位から側臥位への体位変換があります。これは点線の軸のまわりに回転させることになりますが、この軸を回転軸といいます（図10-ⓐ）。

この体位変換において、先ず上半身で大切なことは、前で腕を組むことです（図10-ⓑ）。

理由は、回転軸のまわりに小さくまとめるほうが回転しやすいのです（フィギュアスケートを思い出しましょう）。

下半身（可能な場合）は、図11-ⓐのように膝を高く立てることです。そして、膝（A）に手を置いて膝を手前または向こう側に回転させるのです。

だから、この回転においてAが着力点になります。

また図において、お尻と踵が固定されることにより、赤く示した三角形が固定されますね。この三角形の高さ（$h$）が、腕の長さになるのです。

膝に垂直にFの力を加えたら、

　　トルク＝F×$h$

になりますが、同じ力を加えたとき、図11-ⓑではなくⓐのように膝を高く立てたほうが、トルクが大きくなり側臥位にするのが楽になることがわかります。

ところで、ベクトルの方向は矢印で示すことを述べましたが、この場合の手前または向こう側に力を加えるときの方向はどうして示せばよいのでしょうか？

それは、力のベクトルを図11-ⓒのような矢羽根に見立て、矢羽根が手前にきたとき、向こう側へ見送るときの見え方から、図のような記号を用いるのです。

覚えておくと役立つでしょう。だから図11は、手前に力を加えているのです。

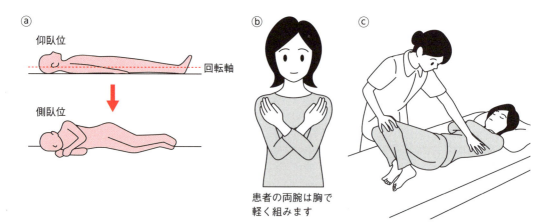

**図10　体位変換に役立つトルク**

ⓐよい例 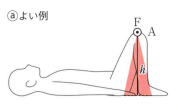　　ⓑ悪い例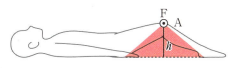

トルク＝F×$h$

ⓒ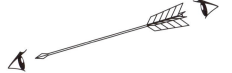
手前　　むこう向き

図11　トルクを得るには

## D　安定・不安定

　看護において力学の知識が必要なのは、体位変換の場面に次いで安定・不安定の場面ではないでしょうか？

　ここで、

① 「安定」とは、倒れない状態にあること

② 「不安定」とは、倒れるあるいは倒れた状態であること

と約束しておきます。

### ① 倒れる？　倒れない？

　図12-ⓐは、あなたが足を拡げて立っているときの図です。

　いま、あなたの左側へ少し押されても、あなたは、倒れずそのまま踏ん張って安定な位置に戻れます。

　ところが大きく押されると、そのままでは踏ん張れず倒れてしまい(不安定)ますね(図12-ⓑ)。この図において、Gはあなたの重心の位置を意味し、ここにあなたの重さ(重力)が働いていると考えます。

　どうしてこのような違い(安定する、不安定になる)が出るのでしょうか？　また、その境目はどんなときなのでしょうか？

　上述の一連の動きは、回転を表しています。

　これをわかりやすくするために、図13のように表してみましょう。固定点はA点、重心(G)に重力(W)が真下に働きますので、重心(G)が着力点、腕の長さはAG、つま

り $\ell$ になります。腕に垂直な力がトルクを生じるのですが、図13-ⓑもⓓも腕に斜めの力が働いています。そのときは、腕に平行・垂直な方向に分解するのでしたね。

ここで、平行には∥、垂直には⊥の記号を用いるとすると、重力Wは、

W＝W⊥＋W∥

のように分解できます。

すると、図13-ⓑでのトルク＝W⊥×$\ell$、図13-ⓓでのトルク＝W⊥×$\ell$

を考えますと、それぞれ↶、↷の方向にトルクを生じるので、図13-ⓑはもとの安定なⓐに戻り、図13-ⓓ(これは図12ⓑに相当します)は転倒してⓔになります。

ここで、図13-ⓒをみてみましょう。ⓒは、腕が床に垂直になるまで身体が傾いた状態を示しています。

このとき、W∥が100％になり、腕に垂直な成分(W⊥)はゼロになってトルク＝0になり、どちらにも回転しません。だから、ⓒは安定とも不安定ともいえません。

つまり、倒れるか倒れないかの境目は、腕が床に垂直になるときなのですね。

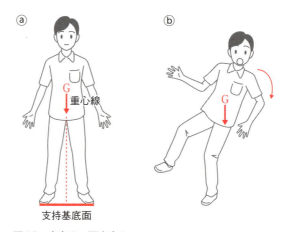

図12　安定？　不安定？

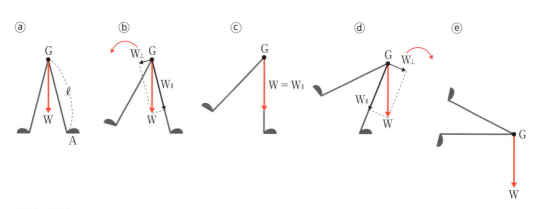

図13　回転

## ② 倒れない条件

まず、
①物体を支えている面のことを支持基底面ということ
②重心から真下に下ろした線のことを重心線ということ
の2つを覚えておきましょう（図12-ⓐ）。

図13において、ⓐとⓑは重心線が支持基底面内（真ん中でなくてもよい）を通っていることがわかります。→**安定**

しかし、ⓓとⓔは重心線が支持基底面内を通っていません。→**不安定**

ⓒは、重心線が支持基底面内を通っているとも通っていないともいえません。→**安定とも不安定ともいえない**（準安定という）

以上のことから、安定の条件（倒れない条件）は、**重心線が支持基底面内を通ること**であることがわかります。

このことをよく覚えておきましょう。

「横から押されたら足を拡げる」のは、支持基底面を広げて重心線が通るようにするのだということも納得がいくはずです。

重心が低いことや支持基底面が広いということが、安定・不安定にどのように関係するかは、後に学習していくでしょう。

## ③ 安定、不安定の条件のまとめ

以上のことをまとめると次のようになります。前述の内容を見て理解しておきましょう。
①安定の条件（倒れない条件）：重心線が支持基底面内を通ること
②不安定の条件（倒れる条件）：重心線が支持基底面内を通らないこと

## E　作用・反作用の法則

法則というと難しいと考えられるかも知れませんが、これは計算を必要としない、けれども看護はもちろん、実生活にしばしばみられる法則なのです。

## ① 作用・反作用の法則って何？

図14-ⓐは、あなたが壁を押しているのですが、壁は動きません。そして、押せば押すほどあなたは痛みを感じます。

これは、あなたが押した力（作用）に対して反対方向へ同じ大きさの力（反作用）が働

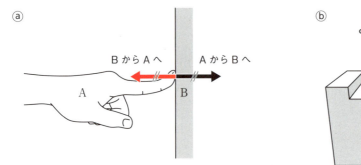
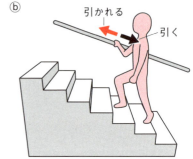

**図14 作用・反作用**

くからです。

　これを**作用・反作用の法則**（作用と反作用は反対方向で同じ大きさの力）といいます。わかりやすくいえば「押せば押される」となりますね。

　ところで、階段を上がるとき、手すりを下方に引くと身体が上方に同じ大きさの力で引き上げられます（図14-ⓑ）。これも作用・反作用の法則です。これは「引けば引かれる」ということになります。

　「作用・反作用の法則」が「押せば押される、引けば引かれる」であることを理解しながら、次にどのような場面で出あうのか考えてみましょう。

　水泳のターンを考えてみましょう。本当はターンをしたいのに、反対方向へ力を加えています。そうですね。この法則（押せば押される）を利用し、反対方向の力を利用してターンするのです。

　しっかり固定されたひもを引っ張るとき足が前方に引かれます。これもこの法則（引けば引かれる）が成り立っているのです。綱引きも似ています。

## ② 看護に役立つ作用・反作用の法則

　図15-ⓐは、患者さんを抱え上げるときなど、言い換えれば上方に力が必要なとき、ベッドを垂直に押しますね。プールのターンと同じで、ほしい力の反対方向を押しています。つまり作用・反作用の法則を使っています。このとき、腕を垂直にしたほうが大きい力を得ることができることを確認しておきましょう。

　また、図15-ⓑは患者さんを手前に引くとき、片膝をベッドにつけて反対方向へ力を入れます。これも作用・反作用を利用しています。

## ③ 体位変換に必要な知識

　皆さんは、後に重要な体位変換の技術をたくさん学ぶでしょう。

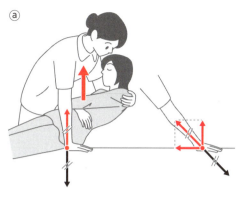 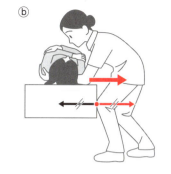

**図15 作用・反作用の応用**

このとき、これまで学んだ

①ベクトルの加減

②トルクの知識

③倒れない条件

④作用・反作用の法則

⑤小さくまとめる

の知識がどこで役立っているのかを考えてください。それによって、皆さんの技術が確固たるものになるはずです。

なお、ここでは紙面の都合で述べられませんでしたが、互いの重心を近づけることが体位変換だけでなく、さまざまな看護の諸動作に役立つことを覚えておきましょう。

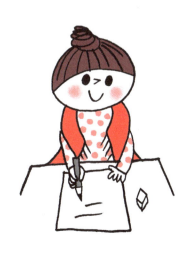

# 2 看護に必要な圧力の知識

看護に圧力の知識が必要な場面は、ずいぶんあります。

まず、血圧がありますね。それから酸素ボンベや吸引装置も圧力の知識がなければとんでもないことになります。

しかし、これらの場面における圧力の知識の前に空気の圧力を学習しておかなければなりません。「なぜ、看護に空気の圧力の知識が要るの？！」と思われるかも知れませんが、それも含めて学びましょう。

## A 空気の圧力

私たちは空気の海の底に住んでいるといわれるのに、空気の圧力なんて感じた事はありません。どうしてでしょうか？ 空気の圧力はゼロなのでしょうか？

とんでもありません。大変大きいのです。

それでは、なぜ私たちは圧力を感じないのでしょうか？ また、感じない圧力の大きさをどのようにして測定したのでしょうか？ そして、どんな大きさなのでしょうか？

### ① トリチェリーの実験

イタリアの物理学者、トリチェリーは非常に簡単な実験で空気の圧力を求めました。

1m位の長いガラス管に水銀（Hg）をなみなみと入れ、水銀を入れた容器に逆さまに立てるだけの実験でした（図16-ⓐ）。

当然、水銀は下方に流れ、容器内の水銀面は上昇しますね。ところが全部流れ出さず、図16-ⓑのように76cmでとまったのです。なぜでしょうか？

### ② 空気の圧力の大きさ

いま、水銀面Aを押している圧力をP、Bを押す圧力をP′としましょう。

P＝空気の圧力、P′＝76cmHgですね（図16-ⓒ）。

ここで圧力の基本知識である「液面が同じ高さにある＝液面の受けている圧力は等しい」、すなわち

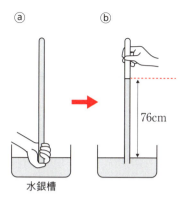
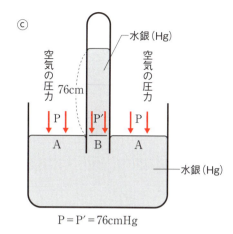

図16 トリチェリーの実験と空気の圧力

　　同じ高さ⇄同じ圧力

を覚えておきましょう(図16-ⓒ)。

　そうすると、AとBは同じ高さだからP＝P′、したがって空気の圧力P＝P′＝76cmHgになるのです。

　つまり、私たちは常に76cmの水銀の柱を身体におぶっていることになります。

## ③ 水銀と水の関係

　ところで、水$1cm^3$は1gですが、水銀は金属ですから非常に重く$1cm^3$が13.6gなのです。つまり、圧力において1cmHg(の柱)＝13.6cm水(の柱)は非常に重要です。

　したがって、底面積が$1cm^2$で高さが76cmの水銀柱($1cm^2 \times 76cm = 76cm^3$)は、約1000g＝1kgの重さになりますから、私たちの身体$1cm^2$あたり1kgの重りがのっていることになります。同様にして、これは底面積が$1cm^2$で高さが1000cm＝10mの水の柱にも相当することがわかります。

　この状態にある空気の圧力を彼は1気圧と決めました。

　平常時の平地では、このように空気の圧力は76cmHgとつり合いますから、

　　　1気圧＝76cm(760mm)Hg＝1kg/$cm^2$＝10m水柱

となりますが、この関係は非常に大切です。

　また、1mmHg＝1Torrなので、1気圧＝760Torr(トル)

の等式が導かれるのです。看護に出てくる重要な単位です。

　皆さんはこんなに大きい圧力を日々受けているのに、「どうして潰されないのか？潰されないどころか何も感じないのはなぜだろうか？」と疑問に思うでしょう。

　答えは簡単です。

大きい圧力をもった空気を私たちは体内に取り込んでいますから、身体の外から受ける圧力(外圧)と内側から押し返す圧力(内圧)が等しいからにほかなりません。

ほんの小さい圧力でも外圧と内圧が等しくなければ、私たちはその圧力の差を感じます。けれども、どんなに大きい圧力でも等しければ何も感じないのです。

## B 血圧

### ① 血圧の測定

看護学生が血圧測定という技術を早い時期に学ぶのは、非常に重要な技術であるからでしょう。

皆さんは未だ技術を学んでいませんが、血圧測定を受けた(少なくとも見た)経験はあるでしょう。

そのとき、上腕に帯(マンシェット)を巻いて(図17)、あるところまで加圧した後、今度はゆっくりと減圧していったはずです。

詳細については看護の授業で学びますが、ポイントだけを述べますと、加圧して血液の流れを止めたあと、さらにいくらかの圧を加えてから、減圧していくと血液が流れ始めますね。そのときの圧力を最高血圧とするのですが、その瞬間音が聞こえるのでわかるのです。

そして音が聞こえなくなったときの圧力を最低血圧といいますが、この間の詳しい技法や原理は看護の授業で学ぶことになります。

### ② 血圧測定における注意点

けれども、技法を学んだからといって十分ではありません。

マンシェットの巻き方はどうしたらいいのか？ マンシェットの幅と腕の太さ(極

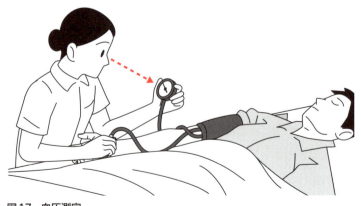

**図17 血圧測定**

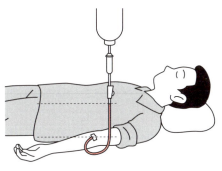

図18 点滴と血圧の関係

端に腕の太さが違うとき、異なった幅をもつマンシェットを使用したほうがよい)の関係は？　上腕で測定する理由は？　頭を低く下げると気分が悪くなるのは？……など、血圧に関することは非常に奥深い学問なのです。

### ③ 点滴と血圧

　皆さんは点滴の経験はないかも知れませんが、病院で点滴の場面に出会ったことがあるのではないでしょうか？

　そのとき、点滴液がなくなったら……と思ったかも知れません。点滴液がすっかりなくなったら空気が入るのではないか……？と心配してお年寄りがナースに尋ねていました。その場合、けがをしたとき血は出ても空気は入ってこないこと、つまり血圧のほうが空気の圧力より大きいことを話し、空気の入らない説明をして安心させてあげればいいのです。

　実際、点滴液はすっかりなくなったりせず、いくらか残った状態で落ち着くのは「**血圧＞空気の圧力**」に他なりません（図18）（どれくらい残るかは、看護・物理学で学ぶでしょう）。

　ところで、空気の圧力＝1気圧＝760mmHgでしたね。

　だから、もしあなたの血圧が100mmHgなら、実際に体内でもっている圧力は、100 + 760 = 860（mmHg）の圧力なのです。

## C　酸素ボンベ

　圧力の知識は看護学において、必要不可欠の知識です。不十分な知識は命にかかわることがあります。

　看護に必要な圧力の知識の筆頭は、血圧と酸素ボンベでしょうか？　異論はあるかも知れませんが、ここではこの2つを学んでおきましょう。

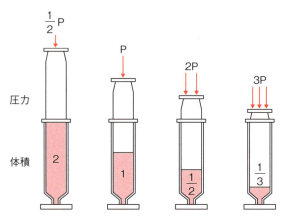

図19　ボイルの法則

## ① ボイルの法則

固体・液体・気体のなかで、気体は体積変化が著しいという特徴があります。

どんな条件で体積変化が生じるでしょうか？

そうですね。圧力・温度の変化によって生じるのです。

酸素ボンベには大きい圧力で圧縮された酸素が入っており、それを患者さんの所（1気圧）に流すと圧力が小さくなるので、酸素は膨張しますが、どれくらい膨張するのでしょうか？

図19をみてみましょう。圧力（P）を2倍、3倍……にすると、容器内の気体の体積は$\frac{1}{2}$倍、$\frac{1}{3}$倍……、圧力を逆に、$\frac{1}{2}$倍、$\frac{1}{3}$倍……にすると、体積は2倍、3倍……に変化しています。ここでは温度の変化を考えていません。

つまり、**温度一定のとき、気体の圧力と体積は反比例**するのです。これを**ボイルの法則**といい、ボンベを扱ううえで知っておかなければならない法則です。

## ② ボンベの容積と内圧の関係【考え方：その①】

容積10Lのボンベの内圧計が150気圧（ボンベの中の酸素が150気圧で加圧されている）と仮定しましょう（図20-ⓐ）。

患者さんの所では1気圧なので、

圧力：ボンベ内（150気圧）　→　患者（1気圧）　$\frac{1}{150}$倍

体積：ボンベ内（10L）　→　患者（1500L）　150倍

となります。ここでボイルの法則が役立っているのです。

したがって患者さんは、1500Lの酸素を使用できることになります。もし、流量を3L/分つまり、1分間に酸素を3L流すなら、計算のうえでは500分間流せることになります。

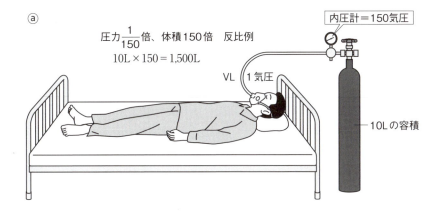

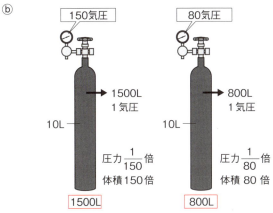

図20　ボンベの容積の何倍になるか？（反比例）

　つまり、1気圧のもとに出た酸素の量は内圧の値（ボンベの中の酸素の加圧されている圧力の値）に反比例するのです。もし内圧計が80気圧なら800Lの酸素を使用できることになります（図20-ⓑ）。

　だからボンベの容積がわかっているとき、非常に役立つ考え方で、これを「その①」としましょう（この例にあげた容積10Lのボンベは、病棟で一般に使用されること、そして酸素のボンベの色は現在黒色であることを覚えておくとよいでしょう）。

　酸素ボンベを扱ううえでボイルの法則がどのように役立つかの例を述べましたが、真空（減圧）採血の場でも必要な知識であることは後に学ぶでしょう。

## ③ 残存量と内圧の関係【考え方：その②】

　ここではボンベの容積は無関係で、1気圧のもとに出た酸素の量（つまり患者さんの使用できる酸素の量で残存量といわれることがあります）と内圧の関係です。

　いま内圧が50気圧で残存量（つまり患者さんの使用できる量）が500Lとします。

　もしも、内圧が30気圧になると残存量はいくらになるでしょうか？　求める残存量を$x$Lとしますと

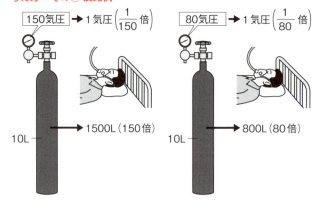
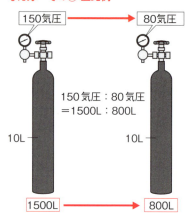

**図21　考え方：その①とその②の区別**

50：500＝30：$x$ になり、$x$＝300L

ですから、流量を3L/分とすると、100分間流し続けることができることがわかります。

この例は、内圧と残存量の関係で、内圧が減少するということはボンベ内の酸素の量が減少する、つまり残存量もそれに比例して減少することですから、内圧と残存量は比例（正比例）関係にあることに注意しましょう。

酸素ボンベを扱ううえで、「その①」と「その②」をはっきり区別して理解しなければ、とんでもないことになります。なぜなら、**前者は反比例、後者は正比例の関係**だからです。図21で、もう一度確認しましょう。

ところで、最後に１つ重要な注意を加えねばなりません。

それは、ボンベの圧力がここで述べた気圧単位ではなく、近年MPa（メガパスカル）という単位で表されているということです。約1MPaが10気圧に相当する（したがって１気圧≒0.1MPa）のですが、理由などは後に学ぶでしょう。ここでは、これで十分です。

MPaの値を用いて「その①」「その②」の考え方を流用すればよいのです。

なお、上記で比例算の計算を書きましたが、詳しく知りたい人は、本書の「数学編（p.19）」を開いてみましょう。

看護に必要な物理の知識は、まだまだありますが、ここに述べた「力学」「圧力」の知識をもって臨めば、きっと物理学はもちろん看護の授業が楽しみになるに違いありません。（まだ頭におく必要はありませんが）このことは国試対策勉強にもよい影響を及ぼすはずです。

# 生物のウォーミングアップ

1 細胞と遺伝
2 神経系
3 感覚器官
4 骨格、筋肉と運動
5 呼吸
6 循環系
7 消化と吸収
8 排出系

# 1 細胞と遺伝

　細胞は生物を構成する基本単位で、ヒトは何十兆もの細胞から成り立っています。細胞は大きさも形もさまざまです。たとえば、人間の精子や卵子も、あるいは、ニワトリの卵も1つの細胞です。

　ヒトの発生は、精子と卵子が合体した受精卵という1つの細胞から始まり、分裂を繰り返しながらさまざまな種類の細胞になり（分化）、さらに組織や器官になり人体が形づくられます（形体形成）。

　また、生物が先祖から子孫へと受け継いでゆく、遺伝情報の維持にも細胞は重要な役割を担っています。

　ここでは人体を構成する最小単位の細胞自体について、そして、その細胞のなかの遺伝情報はどのような振る舞いをしているのだろうか、という内容について学びましょう。最後には、細胞と遺伝情報は分けて考えられないことが理解できるでしょう。

## A　細胞

　典型的な細胞は、図1のような構造をしています。細胞のいちばん外は細胞膜によって囲まれています。細胞の内側には核があり、核以外の領域を細胞質といいます。細胞内で、それぞれ特有の役割を果たしている構造物のことを細胞内小器官といいます。

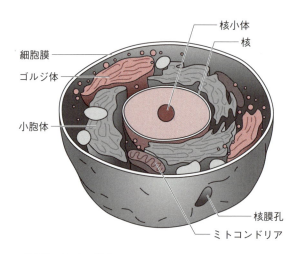

**図1　典型的な細胞の構造**

## ① 核の構造と役割

核の大きな役割には、細胞全体のはたらきを統括すること、染色体（染色糸）を維持することの2つがあります。

核は核膜という膜で囲まれていて、中には核小体〔仁ともいいます〕や染色体などの構造物を含んでいます。核小体はタンパク質などを多く含む領域です。染色体に関しては、後に学びます。また、核膜には核膜孔という穴が開いていて、核の内外で物質のやりとりができるようになっています。

## ② 染色体

核の中にある染色体には、ひものように連なったDNA（デオキシリボ核酸）とよばれる物質が集まっています。いわゆる「遺伝子」とよばれるものの実体はこのDNAのことです。これには、親から子、子から孫へと受け継がれる情報（遺伝情報）が書き込まれています。DNAに関しては、この章の後の部分で詳しく学びます。

染色体は、細胞が分裂しない状態にあるときには染色糸とよばれ、核の中に散らばった状態で存在しています。ですから観察が難しいのです。ところが細胞が分裂するときには、染色糸が短く折りたたまれ、一時的に染色体としての構造が観察できるようになります。このことが、核の中に染色糸がはっきりと示されていない理由です。

このように染色体と染色糸とは、存在のしかたが違うだけで、事実上は同じ物だと考えることができます。ですから、ここから先は一般的に馴染みがある「染色体」という言葉で統一します。

人間の染色体は、父親と母親から各々23本ずつ受け継いだものを合わせて合計23対、つまり46本あります（図2）。

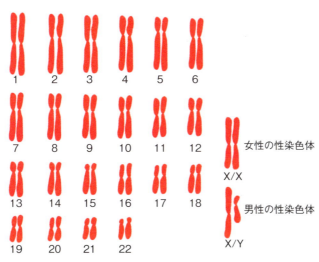

図2　ヒトがもつ23対の染色体

「性染色体」という言葉を聞いたことがあるでしょうか。ヒトがもっている染色体のうち、性別の決定にかかわるものを「性染色体」といい、1対2本があります。性染色体には、X染色体、Y染色体とよばれる2種類があります。

　父はX染色体、Y染色体の各1本からなる一対、母はX染色体が2本のみからなる一対の性染色体をもっています。その親から子供が生まれる場合、父親からY染色体、母親からはX染色体をそれぞれ1本ずつ受け継いだ子どもは男性、そして父からX染色体、母からもX染色体を受け継いだ子どもは女性、ということになります。

　あなたの性別もこうやって決まったのです。両親から自分へ、染色体を通じて性別の決定という「情報」が伝えられているのを実感できないでしょうか。

### ③ 細胞質の細胞内小器官

　細胞質にある細胞小器官といえば、たとえばエネルギー生産にかかわるミトコンドリアや、物質の分泌などにかかわるゴルジ体（ゴルジ装置ともいいます）という名前は聞いたことがあるかも知れません（図1参照）。

　小胞体という細胞内小器官は、その表面にリボゾームとよばれる粒子が多数付着しています。リボゾームは、タンパク質が合成される場所です。しかし、小胞体に付着したリボゾームでは、でたらめなタンパク質がつくられるのではありません、リボゾームは核の中の染色体がもっているDNAの遺伝情報に基づいて、それに従った内容のタンパク質を合成する工場なのです。

　ここでは、遺伝の情報やタンパク質の合成に大きくかかわる細胞内小器官として、小胞体と、それに付いているリボゾームをよく覚えておきましょう。後で出てくる遺伝情報の伝わり方の基本的な内容は、核とリボゾームの間の出来事に焦点を当てた内容です。

### ④ 細菌とウイルス

　細胞、核、遺伝子に関連した知識として、ここで「細菌」と「ウィルス」の違いを知っておきましょう。どちらも直接目で見えない存在です。

#### (1) 細菌

　細菌は核をもつ1つの細胞（単細胞）で、自分自身でふえることができます（図3）。細菌は理科実験で使う「光学顕微鏡」で観察できる大きさです。

　医療の現場では細菌に対して「抗生物質」が用いられます。たとえば、食中毒の原因は細菌である場合が多いようです。

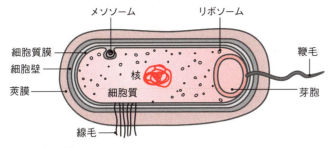

図3　細菌の例

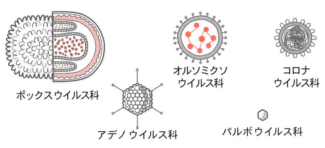

図4　ウイルスの例

## (2) ウイルス

　ウィルスは核の構造をもたずタンパク質の殻に遺伝子（DNA、RNA）を包み込んだ単純な構造をしています（図4）。自分自身でふえることはできず、ほかの細胞に寄生してふえます。細菌よりもはるかに小さく、「電子顕微鏡」という特別な顕微鏡でしか観察できません。たとえば、インフルエンザウイルスは1ミリメートルの約1万分の1程度の大きさです。

　医療の現場では、ウイルスに対しては「ワクチン」が用いられます。風邪の原因の9割は、ウィルスが原因ともいわれています。

　ここで一瞬、「あれ？」と感じた人もいるかも知れません。

　おおかたはウイルスが原因であるはずの風邪をひいたのに、本来はウイルスには用いられないはずの抗生物質を処方された経験がありませんか？

　その理由は、身体がウイルスで弱ったことから、ウイルスとは別に、細菌にもやられていることや、風邪の症状がひどくなって肺炎にまで進行する可能性を考えているから、ということのようです。

　これらの細菌やウィルスといった原因から起こる病気を「感染症」とよびます。

## B 遺伝情報の伝わり方の基本

　入門のための教科書で、遺伝情報の伝わり方についてあまり扱わない、あるいは末尾で少しだけ触れる、といったケースは決して少なくありません。しかしながらこの章の内容は、のちの学習を考えると非常によい橋渡しになるのではないかと思います。ややこしいと感じても、がんばって学んでみましょう。きっと将来に役立ち、残るものがあるでしょう。

　もしこの章を難しく感じるならば、ここを飛ばして先に進むのもよいかも知れません。しかし、最後には必ずここに戻って学びましょう。

　遺伝子のはたらきやふるまいの全体像を学ぼうとすると、複雑で大きなボリュームになります。ですから、ここでは染色体のDNAがもっている情報を、どのようにしてリボゾームに伝えるのだろうか？　そこに焦点をしぼって学んでみましょう。

　リボゾームは細胞質で小胞体に付着している細胞内小器官でした。そして、そのリボゾームはタンパク質をつくってくれる「工場」であったことをもう一度思い出してください。

### ① DNAがもっている遺伝情報からタンパク質ができるまで

　染色体のDNAには、「遺伝情報」が書き込まれています。簡単にいえば、先祖から子孫へ受け継がれてゆく、「タンパク質のつくられ方に関する情報」です。

　タンパク質は水分に次いで、体内でほぼ2番目に多い物質だと聞けば、生物にとって、タンパク質のつくられ方がいかに大切な情報であるか、理解できるでしょう。

　核の中で遺伝情報をもっているのが染色体のDNAとであることはすでに学びました。ところが、タンパク質の合成が行われるリボゾームは細胞質にあります。「タンパク質を合成するための情報」が核の内側にあり、「タンパク質を合成してくれる場所」が細胞質にありますから、離れた両者を橋渡しする必要があります。この役割を果たしてくれるのがRNA（リボ核酸）という物質です。

　RNAは、核の中のDNAがもっている遺伝情報を受け取ります。その後に核膜孔を通り、細胞質のリボゾームまでやって来て情報を渡します。そしてリボゾームでは、その情報に基づいてタンパク質がつくられます。

　ここで、遺伝子からタンパク質ができるまでの流れをまとめてみると、

①核の中にDNAがもっている遺伝情報がある

　　↓

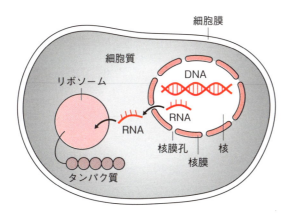

図5　DNAの情報がリボソームに到着するまで

②RNAがその情報を受け取る

⬇

③RNAは核膜孔を通って情報を細胞質にあるリボソームにもってゆく。

⬇

④情報を受け取ったリボソームでは情報に基づいたタンパク質がつくられる。

ということになります(図5)。この流れはよく頭に入れておきましょう。

正確には、ここで出てくるRNAとは、「メッセンジャーRNA」とよばれます。メッセンジャー(messenger)とは「手紙などの情報を伝えてくれる人」という意味です。なるほど、核の中からリボソームまで情報を伝えてくれる「メッセンジャー」だ、というわけです。

実は、遺伝情報がリボソームに届けられた後に最終的なタンパク質が完成するまでの間には、異なった名前のRNAが登場します。これらの関係する細かい内容は将来に習うでしょう。

ここでは、染色体にあるDNAからリボソームまで「どのように情報が届くのか」という内容にしぼっています。つまりDNAからリボソームに「情報を伝えてくれる」RNAしか登場しませんので、統一して「RNA」という表現にしてあります。

## ② タンパク質を合成する情報の受け渡し

　DNAがもっていた情報はRNAに受け渡され、細胞質のリボソームに運ばれた後にタンパク質ができます。

　ここではまず、DNAからRNAに情報を受け渡す仕組みはどうなっているのか。それを具体的に学ぶことにしましょう。

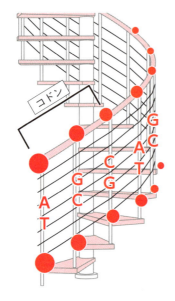

図6　DNA分子のイメージ

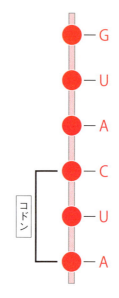

図7　RNA分子のイメージ

　まず大切なのは、情報をもっているDNAとそこから情報を運んでくれるRNAに関して、もう少し細かく知ることです。

### (1) DNAの構造

　まずはDNAとはどのような構造をしているのかをみてみましょう（図6）。

　2本1組の鎖が手をつないだような構造をしていて、その形は、しばしばらせん階段に例えられます。2本の鎖はお互いに、「塩基」という部分で手をつないで、よりあわさっています（二重らせん構造）。塩基に関しては後にまた触れますが、この「塩基という部分で手をつなぐ」ということが大切なのです。がんばってイメージしてください。塩基の外側にはリン酸や糖といった物質があり、それらが鎖としてつながった構造をなし、内側向きに手をつないだ状態で塩基を並べているのです。塩基の外側のリン酸や糖は、らせん階段での手すりや階段の部分をイメージしてください。

　すでに、染色体にはひものように連なったDNA（デオキシリボ核酸）とよばれる物質が集まっている、と学びました。その"集まったDNA"のうちの、たった1つが、このらせん階段状の鎖の一対に対応するのです。

### (2) RNAの構造

　一方のRNAはどのような構造をしているのでしょうか？

　2本の鎖の形をしていたDNAと異なり、RNAは1本の鎖状の形をしています（図7）。鎖が2本、たがいに内側に向かって手をつないだのがDNAの構造でした。これが手を離して単独の1本になった様子がRNAのかたちだとイメージしてください。

### (3) 手をつなぐための塩基

ここまでで、

① 2本の鎖のかたちをしたDNAは、塩基によってお互いの鎖が手をつないでいること

② 1本の鎖のRNAは、塩基の手を離したまま、誰とも手をつないでいないこと

を学びました。

　手をつなぐための塩基には、アデニン（**A**）、チミン（**T**）、グアニン（**G**）、シトシン（**C**）、ウラシル（**U**）とよばれる5種類があります。つまりDNAやRNAが、手をつなぐ場合、手には5つの種類があるということです。

　染色体のDNAから、RNAに情報を渡すときの「塩基の手」のつなぎ方こそが、DNAからRNAに伝えたい情報の内容なのです。

　ここから先は、5種類の塩基の手をカッコ内に記した、**A**、**T**、**G**、**C**、**U**というアルファベットで記します。

### （4）DNAからRNAへの情報の手渡し

　DNAのもっている情報は、DNAとRNAがどのような手のつなぎ方をするかによってRNAに渡されます。「情報」を渡すわけですから、どんな手のつなぎ方をしてもよいわけではありません。

　DNAとRNAでは、お互いにもっている塩基の手の種類が少し異なります。DNAのもっている塩基は、先ほど書いた**A**、**T**、**G**、**C**、**U**の5種類のなかからアデニン（**A**）、チミン（**T**）、グアニン（**G**）、シトシン（**C**）の4種類だけなのです。つまり、DNAはウラシル（**U**）という手はもちません。

　そして、もう1つ大事なのは、DNAの2本の鎖は塩基どうしで手をつないでいるのですが、**A**は**T**、**G**は**C**という決まった相手の塩基どうしでしか手をつながないというルールがあるということです。

　図6の、手をつないでいる様子をみれば、DNAの2本の鎖の内側にある塩基の**A**は**T**、**G**は**C**という決まった塩基どうしでしか手をつながないルールが理解できるのではないでしょうか。

　一方のRNAもDNAと同じく4種類の手をもっています。RNAのもっている塩基の手は、アデニン（**A**）、グアニン（**G**）、シトシン（**C**）、ウラシル（**U**）の4種類です。つまりDNAでのチミン（**T**）のかわりにウラシル（**U**）という手をもっているのです。

　1本の鎖の形のRNAは、手を突き出してはいても、相手とは手をつないでいない状態です。RNAがDNAから情報を受け取るときには、RNAの側にも手をつなぐうえでのルールがあります。RNAがDNAと手をつなぐときのルールは、**U**は**A**、**G**は**C**という相手としか手をつなぐことができないということです。ですから、DNAとRNAが手をつなぐ場合、情報を受け取る側のRNAではDNAどうしが2本で手をつ

ないでいたときには、**T**であるべきだったところが**U**に置き換わります。つまり、DNAの塩基の並びを**A→U、T→A、G→C、C→G**、と変えると、情報を受け取るRNAの塩基の並びになります。このような条件に従ってDNAはRNAとお互いに手をつないで情報を伝えます。

あとで、実際に近いかたちで情報の伝え方のイメージを示しますので、そこで再度理解を深めてください。

DNAはRNAに情報を伝えたい。しかし2本の鎖のDNAは手がふさがっていて、RNAとは手をつなげません。

そこでRNAが情報を受け取るときには、DNAには1本にほぐれて片手の状態になってもらわなければなりません。2本からほぐれて1本の鎖になったDNAと手をつなぐことによって、RNAにはDNAが伝えたい情報が伝わるのです。

DNAからRNAに情報を伝えるときにお互いがどのような手のつなぎ方をしているか。それこそが「情報」を伝えることなのだともう一度確認しておきましょう。

このようにして、DNAからRNAに情報を伝えることを「転写」といいます。DNAの情報をRNAが写し取っている、というわけです。

### (5) 情報の最小単位「コドン」

DNAとRNAには塩基という名前の手があって、その並びによって情報を伝えることは学びました。並んだ塩基の「となりあった3つ分の情報」は、遺伝情報の最小単位なのです。この遺伝情報の最小の単位のことを「コドン」といいます（図6、図7参照）。この、コドンの1つ分は、リボゾームで「何のアミノ酸をつくってほしいのか」を意味する情報になります。アミノ酸はタンパク質を構成する最小単位です。

つまり、情報の最小単位である1つのコドンを基にリボゾームでつくられるものは、タンパク質を構成する最小単位（アミノ酸）なのです。

リボゾームでは、「コドン」の情報に対応するアミノ酸がたくさんつくられて、そして最終的なタンパク質が出来上がるのです。

### (6) DNAからリボゾームへの情報の伝わり方のイメージ

最後に、これまでに学んだ「核の中のDNAからRNAに遺伝情報を渡す。そしてRNAは核膜孔を通り抜けてリボゾームへ行き、リボゾームに対して、DNAがどのようなタンパク質をつくってほしいか、という情報を伝える」というストーリーを、実際に近いかたちでみて、理解を深めておきましょう。

1つのコドンを1つのアミノ酸に対応させて情報が伝えられる。そして、コドンは情報の最小単位で、アミノ酸はタンパク質を構成する最小単位であることを思い出してください。

では、ここにDNAでの塩基6つ分、**GATAAT**という情報、つまり、「**GAT**」と「**AAT**」という2つ分のアミノ酸に対応するコドンがあります。最終的につくられるアミノ酸はどのようになるのかをみてみましょう。

①2本の鎖として手をつないだDNAの状態があります。

　**CTATTA**
　**GATAAT**　←DNAの塩基6つ分（アミノ酸2つ分にあたるコドン）
　↓

②2本の鎖のDNAが1本にほぐれます。

　**GATAAT**
　↓

③RNAの手のつなぎ方のルールに基づいてDNAからRNAは情報を受け継ぎます。

　**GATAAT**（1本になったDNA）
　**CUAUUA**（受け取る側のRNAはこうなります）
　↓

④情報を受け取った、塩基が**CUAUUA**の並びのRNAは核膜孔を通って核の外に出ます。

　↓

⑤RNAは、リボゾームに着いて**CUAUUA**というコドン2つ分に対応したアミノ酸をつくってもらいます。

さて、実際にリボゾームでできたアミノ酸はどうなったでしょうか。

図表を調べればわかるのですが、RNAがリボゾームにもってきた「**CUA**」と「**UUA**」という、アミノ酸2つ分にあたるコドンは、2つとも「ロイシン」という、同じアミノ酸をつくってもらう情報だったのです。つまり、ここではDNAからリボゾームに対して、ロイシンという同じ種類のアミノ酸を2つ、つくってください、という情報が伝えられたのです。このように、異なった内容のコドンでも、最終的にリボゾームでは同じ種類のアミノ酸がつくられる場合もあるのです。一方、リボゾームに行っても、全くアミノ酸をつくってもらう情報にならないコドンもあります。

少し難しかったかも知れませんが、ここで書いた「核の中のDNA（遺伝子）からRNAに情報を渡して、RNAが細胞質のリボゾームへ運ぶしくみは？」という内容は基礎になりますので、将来皆さんの学習が楽になることを期待しています。

遺伝情報によってアミノ酸、そしてタンパク質が合成される仕組みは生物が環境に応じて長い年月を生きながらえ、またこれから先も子孫をなして生き延びていくうえで、きわめて大切な役割を果たしています。

# 2 神経系

たくさんの細胞からなる人体も、ただ単に細胞があるだけで生命活動ができません。つまり身体を統合して、すみずみと命令をやりとりするシステムが必要なのです。ここで学ぶのは、そういった命令のやりとりを担う神経系についての内容です。

## A 神経細胞の構造

神経細胞は、ニューロンともいいます。

神経細胞は、軸索、細胞体、樹状突起、などから構成され、命令（電気的な信号）は、細胞体→神経終末の向きに伝わります（図8）。樹状突起は命令を受け取る突起で、軸索は次の神経細胞に命令を送り出す役割をします。神経細胞には、ミエリン鞘という構造をもつものと、もたないものの2種類があります。ミエリン鞘をもつ神経細胞を有髄神経、もたないものを無髄神経といいます（図8）。ミエリン鞘は絶縁の役割をしていて、くぼみの部分（ランビエ絞輪）を跳び跳びに命令を伝えることができます（跳躍伝導）。それゆえ、有髄神経は、無髄神経よりも早く命令を伝えることができます。神経終末で次の神経細胞と接するところには「シナプス」とよばれる構造があり、それを介して次の神経細胞に命令を伝えます。

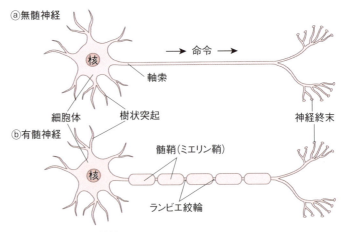

**図8 無髄神経と有髄神経**

## B 神経系の分類

神経系は、身体のなかの場所や、性質によって区別や分類をすることができます(図9)。

### ① 中枢神経と末梢神経

まず、神経系は場所によって大きく中枢神経系と末梢神経系に分けられます。中枢神経系は脳と脊髄自体、末梢神経系はそれ以外の神経のことをいいます。

たとえば、脳から直接出る神経を脳神経、脊髄から直接出る神経を脊髄神経といいますが、これらが末梢神経の仲間であることも理解できるでしょう。脳神経は12対24本あります。それらの名前や並ぶ順序の覚え方は色々な語呂合わせが知られています。将来に必ず聞くことがあると思います。

### ② 体性神経系と自律神経系

末梢神経系を、その性質で分類すると、体性神経系と自律神経系に分けられます(図9)。

体性神経系は「意識」と関係した神経です。体性神経系には、役割の違う感覚神経と運動神経の2種類があります。

たとえば、皮膚を虫に刺されたとしましょう。「皮膚を虫に刺された」という感覚を伝えるのが感覚神経、それを「意識」して「それでは皮膚をかこう」と手を運動させる命令を伝えるのが運動神経の役割です。このように、体性神経系に属する神経は、役割によって感覚神経と運動神経の2つに区別されます。

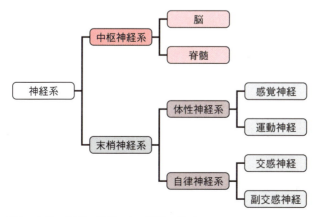

図9 身体の場所や性質による神経の区別

もう一方の自律神経系は、「意識」と関係しない神経です。たとえば自分では意識して心拍数を変えたり汗の量を変えたりすることはできません。このような、意識して調節できない生命機能をうまく調節してくれるのが自律神経系です。

意識と無関係に働く自律神経は、さらに2つの仲間に分類され、それぞれ交感神経と副交感神経といいます。交感神経は身体が活動しているときに優位に働き、副交感神経は身体が安静なときに優位に働きます。簡単には、自律神経のうち交感神経は昼の神経、副交感神経は夜の神経だと理解すればよいでしょう。あなたが寝ている間でも副交感神経のおかげで、さまざまな生命活動を正確に維持してくれているのです。

## C 神経を伝わる刺激

先ほどの「虫に刺された場合」の例を用いて、感覚神経と運動神経での刺激の伝わり方を知っておきましょう。

ここに虫に刺されたという「皮膚での感覚」から、皮膚をかくという「筋肉の運動」までの情報の流れを図10に示しました。

まず、

① 皮膚を虫に刺された感覚は、感覚神経→脊髄→脳へと届き、脳は皮膚が虫に刺されたことを認識します。

　　　⬇

② 脳は、「それなら皮膚をかきなさい」という判断をします。

　　　⬇

③ 脳の命令は、脳→脊髄→運動神経→筋肉へと伝わり、筋肉を動かして皮膚をかきます。

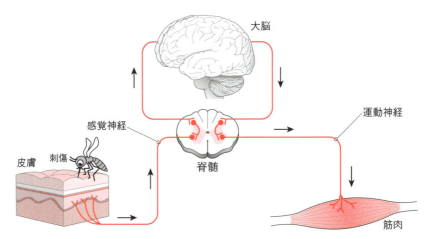

図10　感覚を得てから運動が起こるまでの情報の流れ

情報はこのような流れをたどるのです。

最後に、情報が神経を少し変わった伝わり方をする「反射」に関して簡単に知っておきましょう。反射では、先ほどのような感覚の情報が脳まで行かないで、脊髄から筋肉に直接に伝わるのです。たとえば、料理の最中にうっかり熱いフライパンに触れてしまって、無意識に手を引っ込めるときがあります。これは、反射の一例です。情報が伝わる経路の長さが短くなりますから、それだけ早い反応ができるのです。ショートカットして脳まで情報が行かないのですから、反射は無意識に起こります。

## ミニテスト 「細胞と遺伝」「神経系」　▶▶▶解答 p.96

**1** 細胞と遺伝に関する問題です。かっこ内の空欄を埋めましょう。

・遺伝情報にかかわる染色体は合計（①　　　）対（②　　　）本あり、ここには（③　　　）という物質が集まっています。

・核の中にある遺伝情報は（④　　　）が（⑤　　　）という核膜の穴を通って細胞質の側に伝えます。

・細胞質にある構造のうち、（⑥　　　）はエネルギー生産に、（⑦　　　）は物質の分泌に、（⑧　　　）はタンパク質の合成にかかわります。

・DNAは（⑨　　　）、（⑩　　　）、（⑪　　　）、（⑫　　　）、RNAは（⑬　　　）、（⑭　　　）、（⑮　　　）、（⑯　　　）という塩基をもちます。

・細菌とウイルスのうちで、自分でふえることができるのは（⑰　　　）です。

**2** 神経系に関する問題です。かっこ内の空欄を埋めましょう。

・中枢神経は（①　　　）と（②　　　）のことをいいます。

・感覚を得たのちに、運動を起こすまでに神経を伝わる情報の流れをかっこ内に入れましょう。

　感覚を得る→（③　　　）→（④　　　）→脳→（⑤　　　）→（⑥　　　）→運動を起こす

・自律神経は（⑦　　　）神経と（⑧　　　）神経に分類されます。

# 3 感覚器官

　これまでの内容は、細胞を中心とした、とても小さいものが対象でした。この先は、組織、器官、個体（人体）といった、細胞よりも大きなものの見方が必要です。

　同じようなかたちや機能をもつ「細胞」が集まって「組織」をつくります。組織がいくつも集まって、特定の働きをする「器官」をつくります。そして器官の働きが統合されて「個体（人体）」が維持されるのです。それら組織や器官は複雑です。一気に詳しく学ぶのではなく、今は重要な内容を学び、のちにそなえましょう。

　3章以降の図版のなかには、本文中には直接関係をもたない用語も混じっています。今はそれらを気にする必要はありません。組織や器官は複雑なのだ、というイメージだけはとどめておいてください。本文に出て来た名前を図で確認するぐらいでいいでしょう。もちろん、学習意欲のある人は難しい構造や組織の名前にも目をやって、「解剖学」、「組織学」といった授業に備えるのもいいでしょう。あるいはそういった授業で疑問が生じたときに、逆にこの本に戻って理解を助けるのもよいかと思います。

　ヒトは「身のまわりの状況や外からの刺激」を感じとることができます。その「刺激」を受け取る器官のことを感覚器官といいます。感じた刺激は感覚神経を通って中枢神経へ伝わり、そして脳がそれに適した指令を出します。この情報の伝わり方は先ほど学びました。

　代表的な感覚器官には、嗅覚（におい刺激）を感じる鼻、視覚（光刺激）を感じる目、聴覚（音の刺激）を感じる耳などがあげられます。他にも舌（味の刺激）や、さらには温度、圧力、痛みや接触などの刺激を感じるという点から、皮膚も感覚器官の仲間です。ここでは鼻、目、耳に関して知っておきましょう。

## A においの刺激を感じる鼻

　におい刺激を感じることを嗅覚といい、嗅覚を感じる鼻の断面は図11のようになっています。鼻の奥の空間（鼻腔）の上部に、におい刺激を感じる嗅覚受容体（嗅上皮）があり、そこから嗅神経を通じて受けたにおい刺激の情報が脳に伝わります。鼻の役割は、空気中にある化学物質の刺激を感じることであるともいえます。

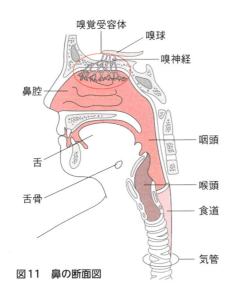

図11 鼻の断面図

これに対して液体中にある化学物質の刺激、すなわち「味（味覚）」を感じる感覚器官が舌なのです。

## B 光の刺激を感じる目

視覚、つまり光の刺激を感じる目の断面をみると、図12のような構造になっています。光の刺激とは、明暗や色の違いともいえます。外部から来た光の刺激は角膜から瞳孔、水晶体、硝子体（ガラス体）の順番に通過し、網膜に至ります。虹彩は瞳孔の大きさを変えることによって光の量を調節し、水晶体は厚みを変えることによって網膜上に適切な焦点で像を結ぶ役割をします。つまりレンズの役割です。

最終的に網膜で受け取った視覚の情報は視神経によって脳に伝えられます。内側を占める大きな部分を硝子体といい、目の形を保つ役割をします。しばしば、目の構造はカメラと比較されるのですが、まぶたをシャッター、虹彩を絞り、水晶体をレンズ、そして網膜をイメージセンサー（やフィルム）と考えれば、目の成り立ちはカメラと似

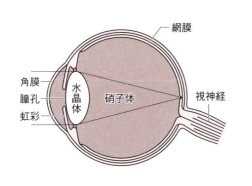
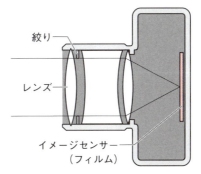

図12 目の構造とカメラの比較

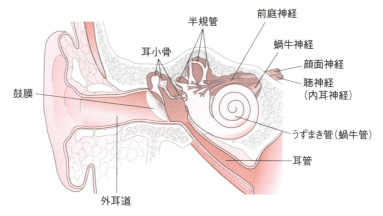

図13 耳の構造

ています（図12）。

## C 音の刺激を感じる耳

　音の刺激を感じる耳の構造は、図13のようになっています。外耳道を通って環境からやって来た音の刺激は、鼓膜の振動によって受け取られます。受け取られた音の刺激は耳小骨によって増幅されます。増幅された刺激はうずまき管（蝸牛管）を通って、神経が伝えることができる信号に変換されます。そして最後に聴神経（内耳神経）によって脳に刺激の情報が伝えられます。

　実は、耳はこれ以外にも、からだの平衡感覚や回転の情報を感じる役割もあり、この2つも「感覚」の仲間です。知っておきましょう。

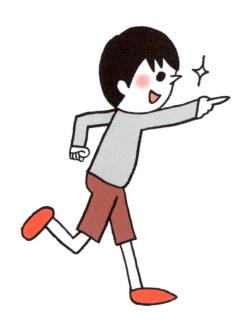

# 4 骨格、筋肉と運動

　骨格や筋肉が運動を理解するうえで重要な役割をしていることは日常生活のなかでよく感じることです。しかし、運動は骨か筋肉のどちらかだけを知っただけで理解できるものではないのです。ここでは両者を一緒に考えることによって、運動というものを学んでみましょう。

## A 骨格

　ヒトの全身には、おおよそ200個の骨があります。骨が組み合わされたものを骨格といいます（図14）。これは全身の骨格を示しています。この骨格の左半身（向かって右）は前から、右半身（向かって左）は背中側から見た様子です。もちろん今は細かい骨の名前を覚える必要はありません。骨格の役割には、運動へのかかわり、身体の支持、脳や内臓などの保護、カルシウムを蓄える、骨髄という部分で赤血球、白血球、血小板といった血中成分をつくり出す、といったものがあります。

　こうした骨の役割のなかで最初に思い浮かぶものは、「運動にかかわる」ということでしょう。

　しかし、骨はそれだけで運動を生み出すことはできません。骨は筋肉と共同して運動にかかわります。ですから運動を考えるうえで、骨と筋肉は非常に密接な関係をもちます。

## B 筋肉

　最初に筋肉の基礎になる事柄を知っておきましょう。

　筋肉の種類には、大きく分けると2種類があります。

　横紋が観察される横紋筋は、骨に付着して、骨や関節を動かすことによって運動を生じさせる働きをします。自分で意識して動かすことができる筋肉（随意筋）です。

　もう1つの、横紋が観察されない平滑筋とよばれる筋肉は、血管や内臓の活動にかかわります。これは自分で意識して動かせない筋肉（不随意筋）です。

　この2つ以外で、特殊なのは心臓の筋肉（心筋）です。それは、心臓にはとても強い

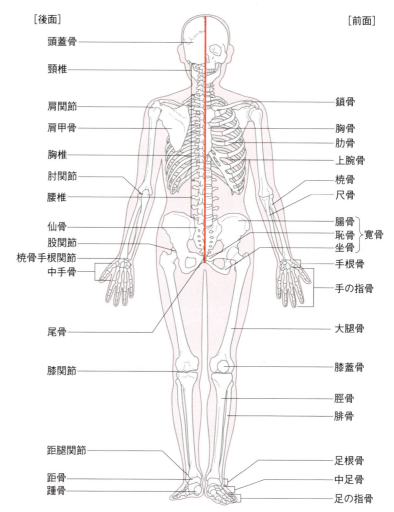

図14　全身の骨格

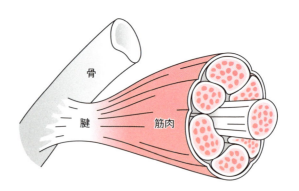

図15　筋肉・腱・骨

収縮力と、疲労に対する強さが求められるからです。心筋は横紋筋なのですが、意識して動かせない筋肉(不随意筋)です。

ここでは「運動器官」としての筋肉を学んでいるのですから、「横紋筋」の話なのだ、と知っておいてください。

筋肉は柔軟な組織ですが、筋肉が骨に付く端の部分になると硬い組織になります(図15)。この、筋肉が骨に付くあたりの部分を「腱」といい、とても固くて丈夫です。アキレス腱という名前はよく耳にするでしょう。たとえば、お肉を食べたときに、筋肉がなかなか骨からとれにくいところがあります。これが腱です。

しばしば、腱と混乱する言葉に靱帯があります。これも強い組織なのですが、これは関節を安定にする役割を果たす組織です。図16に関節の模式図を示しましたが、靱帯はこの外側にあります。スポーツ選手の負傷の際に「左膝靱帯断裂のため……」といった話を聞いたことがないでしょうか。確かにスポーツ選手の関節が不安定になっては大変です。腱とは区別して理解してください。

## C 関節

筋肉と骨が共同して運動を起こすということは、すなわち関節を曲げて動きを起こさせることでもあります。

肘や膝を思い浮かべてください。骨と骨とのつなぎ目には「関節」があり、そのおかげで身体をなめらかに曲げることができます。図16は関節の模式図です。関節は、滑膜におおわれており、その中に入っている関節液が関節の動きをなめらかにします。いわば機械の潤滑油のような役割です。

また、関節を形成する骨と骨の端には関節軟骨があります。これらは硬い骨どうしが擦り合わないようにクッションの役割を果たしているのです。軟骨にはグルコサミ

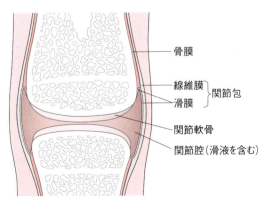

図16　関節の模式図

ン、コラーゲン、コンドロイチンといった、どこかで聞いたような物質が多く含まれています。

筋肉と骨が共同して行う運動ですが、このような関節の特徴によって、なめらかな運動が可能になり、強い運動にも耐えることができるのです。

## D 骨と筋肉が共同した運動

手首の部分には手根骨という小さな8つの骨があり、手の繊細な運動を可能にすることに役立っています。しかしながら、そのような場所の運動を理解するのは容易ではありません。ここではとてもシンプルな腕の曲げ伸ばしを例にして、実際の「骨と筋肉が共同した運動」を理解してみましょう（図17）。

腕の曲げ伸ばしにかかわる骨や筋肉をみて、同じ骨の2か所に1つの筋肉が付いていないことがわかります（図17）。上腕二頭筋の部分をみるとよいでしょうか。もし同じ骨の2か所に1つの筋肉が付いていたら、筋肉は骨や関節をを動かし、運動を生み出すことができません。当たり前のことですが知っておきましょう。

腕の曲げ伸ばしをするときに、筋肉の状態はどうなっているでしょうか。腕の曲げ伸ばしに密接にかかわる筋肉には、上腕二頭筋と上腕三頭筋という2つがあります。上腕二頭筋は腕を曲げる側にあり、いわゆる「力こぶ」をつくる筋肉です。もう一方の上腕三頭筋は腕を伸ばす側にあります。

腕を曲げるときは上腕二頭筋が縮み、腕を伸ばす側の上腕三頭筋は緩んでいます。力こぶの膨らみからも上腕二頭筋が縮んでいることを実感できます。

一方、曲げている腕を伸ばすときには、腕を伸ばす側にある上腕三頭筋側が縮み、

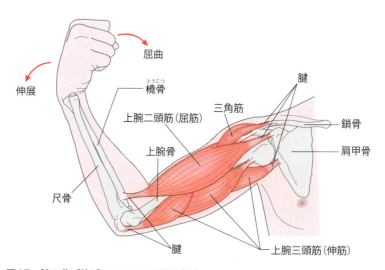

図17　腕の曲げ伸ばしにかかわる骨や筋肉

腕を曲げる側の上腕二頭筋が緩むことによって、腕の角度を大きくします。

　ここで大切なのは、腕の曲げ伸ばしの際に、曲げる側の筋肉と伸ばす側の筋肉は、お互いに「縮む/緩む」が逆の状態になっているということです。つまり、上腕二頭筋と上腕三頭筋というペアになった筋肉がお互いに「縮む/緩む」という逆の状態になることによって腕の曲げ伸ばしができるのです。このような関係にある筋肉どうしを「拮抗筋」といいます。

　ここで筋肉の状態を表す言葉として「緩む」という言葉を用いたのは、筋肉は、縮む(引っ張る)ことしかできないからです。

---

**ミニテスト** 「感覚器官」「骨格、筋肉と運動」　▶▶▶解答 p.96

**3** 感覚器官に関する問題です。かっこ内の空欄を埋めましょう。

・鼻の中で、においの刺激を感じる場所は(①　　　　)で、(②　　　　)神経を通じて脳に刺激が伝えられます。

・外部から来た光の刺激は、順に目の中のどの部分を通過して網膜に至るでしょうか。

　外部からの光→(③　　　　)→(④　　　　)→(⑤　　　　)→

　(⑥　　　　)→網膜

・耳には、音の刺激を感じる以外にも、からだの(⑦　　　　)や(⑧　　　　)を感じる役割もあります。

**4** 骨格と筋肉に関する問題です。かっこ内の空欄を埋めましょう。

・肘を曲げる際に、(①　　　　)筋は縮み、(②　　　　)筋は緩みます。

・上記の2つの筋肉のように、運動を起こす際にお互いに、縮む/緩むという逆の状態にある筋肉のことを(③　　　　)筋、といいます。

・筋肉が骨に付着する、端の硬い組織を(④　　　　)といい、関節を安定にする役割を果たす強い組織を(⑤　　　　)といいます。

# 5 呼吸

呼吸と呼ばれるものには、外呼吸と内呼吸の2種類あります（図18）。

外呼吸は体内で必要な酸素を肺から取り込み、要らなくなった二酸化炭素を肺から出すことで、肺呼吸ともいいます。

内呼吸は体内の細胞同士の間で酸素と二酸化炭素のやりとりをすることで、細胞呼吸ともいいます。

両者ともに、酸素と二酸化炭素のやりとりなのですが、ここでは肺呼吸（外呼吸）のことを学びましょう。健康診断で行う肺活量は、肺が換気する能力を表す指標です。肺で最大に空気を吸い込んだ後に吐き出すことができる空気の最大の量を表します。おおむね成人男性では3000〜4000mL、成人女性では2000〜3000mLぐらいです。

## A 肺の構造と役割

肺は吸気のもつ酸素と心臓から来た血液がもつ二酸化炭素を交換する場所です。酸素を受け取った血液は再び心臓へと向かいます。一方の二酸化炭素を受け取った呼気は、吸気の経路を逆にたどって、口や鼻から体外に排出されます。

肺呼吸のために鼻や口から吸い込まれた吸気は、喉、気管を通った後に左右の肺に

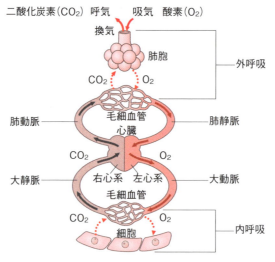

**図18 外呼吸と内呼吸**

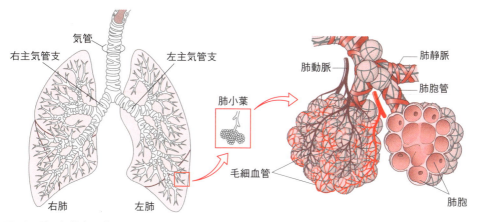

図19　肺、気管支と肺胞

入ります（図19）。気管が左右に枝分かれした部分を気管支といいます。その後に肺に入った吸気は、幾度も（おおむね20回程度といわれています）枝分かれをした細い気管支を通じてその末端に達します。

　気管支の末端にはブドウの房のようなかたちをした「肺胞(はいほう)」という組織があります。この肺胞こそが、酸素と二酸化炭素とを交換する場所なのです。肺胞の一つひとつは袋状のかたちです。このことによって、酸素と二酸化炭素を交換する場所の面積を非常に大きくすることができ、交換の効率が上がります。

　実は、左右の肺はやや非対称で左の肺の大きさがやや小さいのです。その理由は、心臓がやや左寄りにあるので、左と右で体内のスペースに違いが生じるからだといわれています。

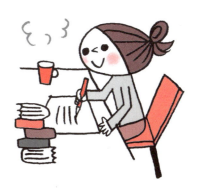

# 6 循環系

## A 血液の循環

　循環系とは、体内に血液を循環させることにかかわる器官のことです。ここでは血管、血液、そして心臓について学びましょう。

### ① 体循環と肺循環

　体内の血液の流れは、大きく分けて、

①**肺循環**：心臓→肺→心臓

②**体循環**：心臓→全身→心臓

の2つに分けられます（図20）。

　肺は吸気がもつ酸素と、心臓からやってきた血液がもつ二酸化炭素を交換する場所です。それらの交換にかかわるのは、①の「肺循環」であることをよく確認しておきましょう。血液は肺で吸気からの酸素を受け取り、二酸化炭素を渡した後に心臓へと戻っていくのです。

　体循環は酸素を多く含む血液を全身に行き渡らせて、全身で不要になった二酸化炭素と交換して心臓まで戻ってくるのです。

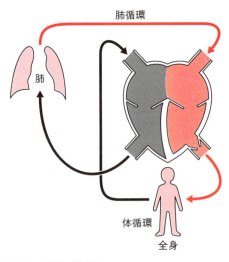

図20　循環の模式図

## ② 血管と血液

循環系は、血管による区別と、血液による区別がなされます。言葉に混乱しないようにしましょう。

血管による循環系の区別は心臓を中心として考えます。行き先が全身であれ肺であれ、

①心臓から出て行く方向の血管を「動脈」
②心臓に戻ってくる方向の血管を「静脈」

という名前だと考えればよいのです(図21)。

一方で、血液による循環系の区別は、肺を中心に考えます。血液が酸素か二酸化炭素のどちらを多く含むか、で区別すればよいのです。ですから、

①動脈血：酸素を多く含み二酸化炭素を少なく含む血液
②静脈血：二酸化炭素を多く含み、酸素を少なく含む血液

の2つに分けられます。肺を出たばかりの血液がいちばん酸素に富んでいるわけですから、肺を中心に考えれば血液に酸素が多く含まれているか二酸化炭素を多く含むのかが理解できます。それをもとにして、"動脈血"か"静脈血か"を考えればよいのです。

大切なことですが、肺循環では血管と血液の間で"動脈"と"静脈"の名前が、体循環と比べて逆になっていることに注意しましょう。

身体のすみずみには、動脈や静脈とつながった毛細血管という非常に壁の薄い血管が網目状に分布しています。この毛細血管のおかげで、動脈血の運んできた酸素を効率よく末端の組織に渡すことができ、逆に静脈血は、効率よく二酸化炭素を受け取ることができます。網目状の毛細血管は肺(肺胞)にもみられ(図19)、酸素と二酸化炭素のやりとりする効率を高めています。

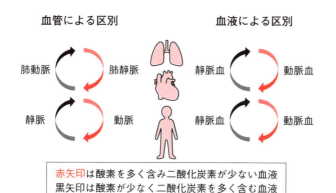

図21　動脈と静脈・動脈血と静脈血

酸素や二酸化炭素のやり取りには、血中成分の赤血球を構成する「ヘモグロビン（血色素）」という物質が重要な役割を果たします。ヘモグロビンは、酸素を肺から行き先まで届け、逆に二酸化炭素を肺までもってくることができる性質があります。この性質のおかげで血液は身体のすみずみと酸素や二酸化炭素のやりとりをすることができるのです。

## B 心臓

### ① 心臓の構造と血液の流れ

循環系で、全身に血液を送るという非常に大切な役割をするのが心臓です。心臓は血液を循環させる原動力の大きなポンプです。ここでは心臓、そして心臓にまつわる血管について学んでおきましょう。

心臓は図22のようなかたちをしています。ヒトの身体を正面からみた略図ですから、向かって左側が「右」となっています。

心臓は、4つの区分に分かれています。その区分をそれぞれ、右心房、右心室、左心房、左心室といいます。また、心臓の中央は壁で左右が隔てられています。この壁のおかげで心臓の中で動脈血と静脈血が混じり合いません。

さらに、心房と心室の間、そして心室と心臓から出て行く血管の間には弁があり、血液が逆流しないようになっています。

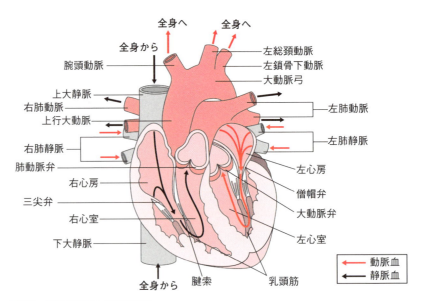

図22　心臓の略図と血液の流れ

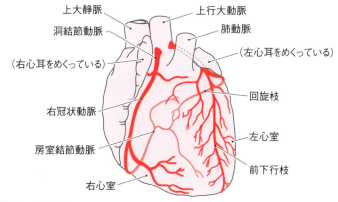

**図23　冠動脈**

　心臓には大動脈、肺動脈、大静脈、肺静脈という4つの大きな血管を通じて血液が出入りしています。

　肺から肺静脈を通って心臓に来た血液は、心臓の中を、左心房→左心室の順に巡った後に大動脈から全身に向かいます。

　また、全身から来た血液は大静脈から心臓に入り、心臓の中を右心房→右心室の順に巡った後に、肺動脈を通って肺に向かいます。心臓は、脈打つことにより、これらの血管の血液を正確に流すのです。

　ここでも、赤色の矢印が肺で酸素を多く含んだ血液、黒い矢印が全身から来る二酸化炭素を多く含む血液の流れを示しています。少し煩雑ですが、このような心臓内での血液の流れを図22でたどってみるとよいでしょう。心臓の中での血液の流れを知れば、血液循環の全体像が整理しやすくなったのではないでしょうか。

## ②冠循環

　心臓は脈打つことにより、大きな血管へ血流を送り出すポンプの活動をしますが、これにはたくさんの酸素や栄養分を必要とします。ところがこれまでに学んだ「血液の流れ」では、血流は心臓の中を通過してしまっています。心臓は、循環する血液からきちんと酸素や栄養分がもらえません。しかし、心臓自体も酸素や栄養分を必要とします。そのために、心臓自身に酸素や栄養分を届ける役割を担う血管があります。これを「冠動脈（冠状動脈）」といいます（図23）。血液は、冠静脈を通って右心房に戻ってきます。

# 7 消化と吸収

ここでは栄養分の消化や吸収に関して学びましょう。消化とは、ヒトが取り込んだ食物を、体内に吸収しやすい状態に変化させることです。

## A 消化管と消化器官

「消化管」と「消化器官」いう似た言葉があります。まずそれらの意味、そして具体的な消化管と消化器官(消化器)を知っておきましょう。

消化管とは食べたものが通り、消化・吸収され、その残りを排出する一連の経路のことです。つまり、口から、食道〜胃〜十二指腸(正確には小腸の一部)〜小腸〜大腸と続き、肛門に至る「管」のことを指します(図24)。十二指腸は小腸の一部ですので、ここでは両者を一括して「小腸」として扱います。

消化器官とは、消化管と似た言葉ですが、消化や吸収にかかわる器官のことをいいます。消化器官は、先ほど示した「消化管」に唾液腺・肝臓・胆嚢・膵臓などの消

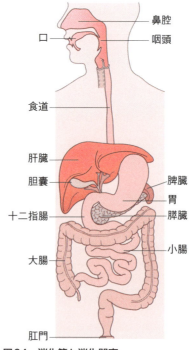

**図24 消化管と消化器官**

化液を分泌する器官を加えたものをいいます。

主な消化器官の役割はこのようなものがあります。

①口腔(口の中)：摂取した食物を細かくし、唾液を分泌します。

②食道：摂取したものをきちんと胃に送り込みます。

③胃：胃液を分泌します。胃液は強い酸性で、殺菌の役割も果たしています。

④肝臓、胆嚢：肝臓でつくられた胆汁は胆嚢に蓄えられます。

⑤膵臓：膵液を分泌します。

⑥小腸(十二指腸を含む)：胆嚢からの胆汁、膵臓からの膵液、あるいは腸液といった消化液が分泌されます。また、最も簡単なかたちになった栄養分を吸収します。

⑦大腸：小腸から送り出された残りから水分を吸収します。

⑧肛門：最後に吸収されないで残った物を便として体外に排出します。

胃から続く小腸の最初の部分を「十二指腸」といいます。約25～30cm位の長さで、名前はおおむね指を十二本横に並べた位の長さであることに由来しています。正確には、胆汁や膵液は小腸の最初の部分、十二指腸の部分に分泌されます。

## B 消化と吸収の仕組み

次に、栄養分が消化器官でどのように消化されるのか、そのしくみを学びましょう。炭水化物、タンパク質、脂質は「三大栄養素」といわれ、人間が生きてゆくうえで非常に大切な栄養分です。それらが食物として摂取された後、どのように消化・吸収されるのでしょうか？

日常生活で、炭水化物、糖質、糖類、デンプンなど、混乱しそうな言葉に出会うことがあるでしょう。飲食物のパッケージに、「糖類何％」、「糖質何％」といった表示がみられます。

簡単に整理すれば、「炭水化物」から食物繊維を除いたものが「糖質」で、「糖類」は「糖質」のなかに含まれます(図25)。「デンプン」は「糖質」のなかの1つです。つまり、これらは同じような仲間ですが、ここでは馴染みのある「デンプン」を取り上げます。詳しくはのちに学ぶでしょう。

### ① デンプンの消化・吸収

デンプンは、口腔の唾液腺、そして小腸で膵液として分泌されるアミラーゼによって、小さな大きさの麦芽糖に分解されます。そして腸液のマルターゼによってブドウ糖(グルコース)に分解されて、小腸から吸収されます。デンプンを構成する最小単位

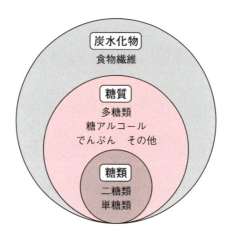

図25　炭水化物、糖質、デンプン、糖類の理解

が、ブドウ糖です。

アミラーゼやマルターゼといった、消化を促進する酵素を消化酵素といいます。

## ② タンパク質の消化・吸収

　胃へと送り込まれたタンパク質は、胃液として分泌されるペプシンによって細かく切られ、ペプトンという物質になります。そして小腸に送られて膵液に含まれるトリプシンよってさらにポリペプチドへと分解されます。そして最後に膵液や腸液に含まれるペプチダーゼによって「アミノ酸」に分解されて小腸から吸収されます（図26）。タンパク質はアミノ酸がつながったもので、タンパク質を構成する最小単位がアミノ酸です。

　アミノ酸のなかには、体内ではつくり出せない（食物から得るしかない）重要なアミノ酸があり、これらを「必須アミノ酸」といいます。成人では8種類あります。必須アミノ酸も、脳神経のように、名前を覚える語呂合わせが広く知られていますので、この先に接することでしょう。

## ③ 脂質の消化・吸収

　脂質は小腸にやってくると、胆汁によって消化されやすい状態（乳化）になります。そして膵液のリパーゼによって脂肪酸とモノグリセリドに分解された後に小腸から吸収されます（図26）。

　ここでの胆汁の役割は、脂質とリパーゼが馴染みやすい状態にすることです。胆汁には消化酵素は含まれません。これが、図26に胆汁が示されていない理由です。

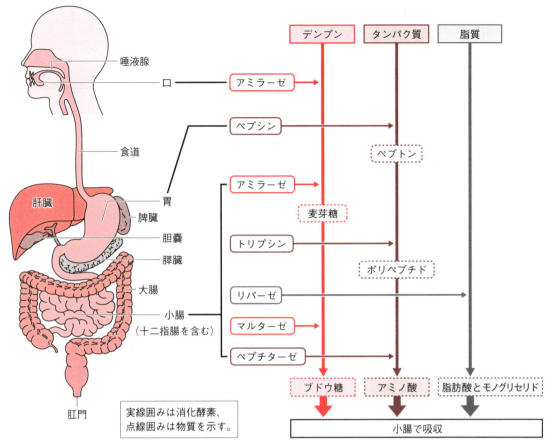

図26 デンプン、タンパク質、脂質が消化・吸収されるまで

　図26は、デンプン、タンパク質、脂質が消化酵素によってどのように変化して最終的に小腸で吸収されるのかを簡略に示したものです。

　より正確には、膵臓で作られた膵液は十二指腸に、腸液は小腸の十二指腸よりも後の部分に分泌されます。アミラーゼ、トリプシン、リパーゼは「膵液」として、ペプチダーゼは「膵液と腸液の両方」として、マルターゼは「腸液」として分泌されます。肝臓がつくった胆汁は胆嚢に蓄えられたのちに十二指腸の部分に分泌されます。

　これらをふまえて図26をもう一度眺めてみると、より詳しい理解につながります。

## ④ 栄養分吸収の場としての小腸

　ここまでで、デンプン、タンパク質、脂質は、最終的にそれぞれブドウ糖、アミノ酸、そして脂肪酸とモノグリセリドに分解されて小腸の壁から吸収されることを学びました。

　小腸は栄養を身体に吸収するための、重要な場所です。そこで、小腸のかたちの特徴にも触れておきましょう。

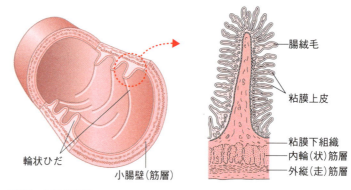

**図27　小腸の内壁**

　実は、小腸の内側の壁はひだになっており、さらに、ひだの表面からはたくさんの腸絨毛（ちょうじゅうもう）という構造が突き出ています（図27）。電子顕微鏡でしか観察できませんが、実際はその腸絨毛の表面からさらに微絨毛というというごく小さな突起が突き出ています。つまり、小腸の内側はひだ→腸絨毛→微絨毛、と3段階から成り立つ細かい構造の表面となっています。このように小腸の内側が複雑なかたちになっていることから、小腸の内側で栄養分を吸収する面積をとても大きくすることができます。そのために有効で効率のよい栄養分の吸収が可能となっているわけです。

　以前、肺では酸素と二酸化炭素を交換する場所である「肺胞」について学びました。肺胞が袋状のかたちのおかげで酸素と二酸化炭素を交換する場所の表面積が非常に大きくなり、効率のよい交換を可能にしていた、という内容を思い出してみてください（p.81、図19参照）。小腸の内側の壁が複雑な構造をとることによって壁の表面積が非常に大きくなり、効率よい吸収が可能になるのは肺と同じ理由です。

　最後に、少し異なった消化に触れておきます。

　口ではものをかみます。体内でも消化管は運動をします。このような「口での咀嚼（そしゃく）」、「消化管の動き」は食物をかきまわすことによって、栄養分をより単純な状態に変える役割を果たします。つまり「消化管の動き」も食物の分解を助ける、消化の仲間であることも少し知っておきましょう。

## ⑤ 喉頭での"交通整理"の機能

　食物は口から体内へ入り、食道を通ります。ところが、吸気も食物と同じように口からも取り込まれるのに、なぜ食物は食道のほうへ行き、吸気は気管へと入ることができるのでしょうか。

　口や鼻の奥、喉のあたりの部分を咽頭といいます。そして咽頭の奥のあたりから気管にかけて「喉頭」とよばれる部分があります。そこから吸気は気管に入ります。喉

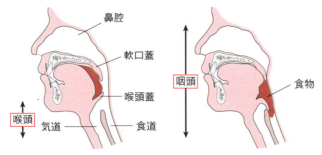

図28 食物と吸気の交通整理をする喉頭蓋

頭には喉頭蓋とよばれるフタのような構造があります(図28)。息を吸い込んでいるときは喉頭蓋が開いて、吸気を気管のほうへ導きます。一方、食物が喉を通過する際は、このフタが閉じて、気管のほうに食物が来られないようになっています。このように喉頭蓋は吸気と食物を「交通整理」する役割を果たします。

ところが高齢などによって喉頭蓋の働きが低下してくると、吸気と食物の交通整理がうまくいかないことが起こるのです。その結果、本来なら行ってはいけない気管のほうへ食物が入ってしまうことがあります。そしてこれが原因で肺炎を起こすことがあるのです。誤嚥性肺炎という言葉を聞いたことがないでしょうか。誤嚥とは食物などの、本来は気管に行ってはいけないものが気管へ行くことをいいます。飲食物以外の異物を飲み込むことを意味する「誤飲」とは異なる言葉です。とくに近年、肺炎は高齢者の死亡原因の上位であることがよく報じられています。とくに高齢者の方にはよく気をつけてあげてください。

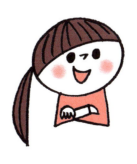

# 8 排出系

　身体に不要となったものを体外に出すことを排出といいます。食物の消化・吸収では、残りが便として体外に出されることを学びました。しかし、前章で触れた便というものは、身体に吸収されないで残った不要物です

　一度、身体に吸収されたもののなかにも不要物が生じます。わかりやすい例だと、水分を必要以上に摂り過ぎた場合は、いったん取り込んだ水分のうち余分のものを体外に排出する必要があります。

　このように、いったん身体で吸収したものの排出にかかわる器官があります。ここでは、肝臓、腎臓と膀胱、皮膚といった器官について知っておきましょう。

## A 肝臓と解毒

　肝臓は左葉と右葉とよばれる区画に分かれています（図29）。これらは同じ機能をもちます。そのおかげで、代表的な肝移植では左葉や右葉を用いるそうです。また、肝臓は非常に再生能力が高いことから、提供者の肝臓は数か月ぐらいで、もとの大きさに戻るのだそうです。

　肝臓は、血液中の有害な物質を無害な物質に変える役割をもっています。この機能を「解毒」といいますが、同じ意味の「デトックス」という言葉をよく耳にするかも知れません。解毒を行うことによって、身体によくない物質を安全に排出することが

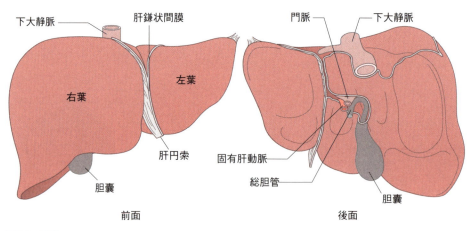

**図29　肝臓**

できます。

　最もなじみがある肝臓での解毒の例は、お酒のなかのアルコールを分解することでしょうか。体内に入ったアルコールは、肝臓でまずアセトアルデヒドという物質に分解されます。しかし、アセトアルデヒドは二日酔いの原因にとしても知られ、有毒な物質です、さらに肝臓はこれを無毒な酢酸に変えてくれます。酢酸は最終的に水と二酸化炭素に分解されたのちに、汗や尿、あるいは呼気として体外に出されます。

　以前に三大栄養素である、炭水化物(デンプン)、タンパク質、脂質の消化・吸収に関して学びました。これらに注目して最終的にどのようなかたちで解毒や排出されるのか、を学んでみましょう。

　炭水化物と脂質は、体内で完全に役目を果たした場合、最後は水と二酸化炭素というかたちで体外に出されます。これらには毒性はありませんから、取り立てて解毒してやる必要はありません。尿や呼気などを通じて容易に排出されます。

　ところが、タンパク質は窒素(N)を含むので厄介なのです。タンパク質を分解する際に「アンモニア」という有毒な物質ができてしまいます。

　肝臓は有毒なアンモニアを、毒性が低い尿素という物質に変えることができます。この役割が、解毒ということになります。なぜ「毒性が低い」と表現したかというと、身体には全く問題にならないほどの低い毒性だからです。

　さて、この尿素はどうなるのでしょうか。肝臓で生じた尿素は直接腎臓に行くのではありません。いったんは肝臓からは静脈血のなかに出された後に、血管をまわってから腎臓に達します。このように、肝臓は尿素が最終的に尿として体外に排出できるようにする役目を「腎臓」に託します。

## B 腎臓・膀胱

　腎臓は左右に一対あります(図30)。これは難しい図ですので、今は細かい用語を覚える必要はありません。腎臓には腎動脈という太い血管から血液がやってきます。その腎動脈は腎臓のなかで枝分かれして毛細血管になります。腎臓は、尿素やミネラルなどの老廃物などを濾過することができます。つまり、腎臓は血液をきれいにするフィルターの役割をしているのです。

　腎臓で血中から取り出された先ほどの尿素、あるいはその他老廃物などは、余分な水分などと一緒に尿という状態になります。尿の90％以上は水分です。

　このほかにも、腎臓はいったん濾過した物質を適宜血液中に戻し、体内の物質濃度の調整を行う役割なども担っています。

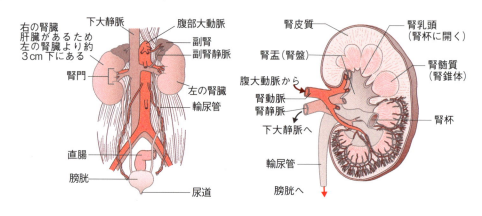

**図30　腎臓と膀胱**

　腎臓でつくられた尿は左右一対ある輸尿管を通じて、いったんは膀胱に溜められます。その後、最終的に尿は尿道を通じて体外に排出されます。1日に排出される尿の量は、おおむね1〜1.5L程度です。

## C　皮膚（汗腺）

　皮膚は排出器官であるというと意外かも知れませんが、皮膚もその仲間です。皮膚からは汗が出てくる、ということを考えれば納得がゆくでしょうか。1日あたりの汗として排出される量は、状況にもよりますが、おおむね1リットル程度だそうです。この汗を分泌する器官が、皮膚の浅いところに位置している「汗腺」なのです（図31）。正確には汗腺はエクリン汗腺とアポクリン汗腺の2種類があります。エクリン汗腺はほぼ全身にあり、アポクリン汗腺は脇の下や耳など、一部にしかなく、汗は毛穴から

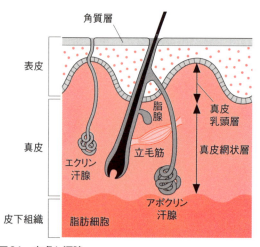

**図31　皮膚と汗腺**

外に出ます。今は、汗腺には2種類ある、というぐらいの理解でよいでしょう。

　汗腺は排出器官として、腎臓に似たところがあります。汗腺の根元の部分には毛細血管があり、そこで血液中の尿素やミネラルなどの老廃物などを濾過し、余分な水分などとともに、汗として体外に排出します。

　ですから、汗も尿と同じように尿素、ミネラルや老廃物といったものを含んでいます。しかし、尿と比べ非常に薄いという違いがあります。

　最後に、1つ知っておきたいことがあります。それは、汗はこの他に「体温調節」という重要な役割も果たしているということです。

---

**ミニテスト** 「呼吸」「循環系」「消化吸収」「排泄系」　▶▶▶解答p.96

**5** 呼吸に関する問題です。かっこ内の空欄を埋めましょう。

- 気管支の末端にある肺胞は、（①　　　　　）と（②　　　　　）のやりとりをする場です。
- 吸気は（③　　　　）を経て（④　　　　　）という部分を通って、左右の肺に入ります。
- 肺や体の隅々で酸素と二酸化炭素の交換が行われる効率を高めるのは、（⑤　　　　）血管という構造です。

**6** 循環系に関する問題です。かっこ内の空欄を埋めましょう。

- 肺動脈には（①　　　　）血が、肺静脈には（②　　　　　）血が通ります。
- 肺から来た血液は、心臓の中にある区画を（③　　　　）、（④　　　　）の順番で通り、全身に向かいます。
- 心臓自体に酸素や栄養を届ける役割を担うのは（⑤　　　　）動脈です。

**7** 消化と吸収に関する問題です。かっこ内の空欄を埋めましょう。

- 膵臓では（①　　　　）液がつくられ、肝臓でつくられた（②　　　　　）は、いったん胆嚢に蓄えられます。
- デンプンは（③　　　　）、タンパク質は（④　　　　）、脂質は（⑤　　　　　　と　　　　　　　）、というかたちで小腸から吸収されます。
- 体内で作り出せず、食物から得るしかないアミノ酸を、（⑥　　　　　）アミノ酸といいます。

8 排出系に関する問題です。かっこ内の空欄を埋めましょう。
- 肝臓は、タンパク質を分解する際に出来てしまう（①　　　　）という有毒な物質を、毒性の低い（②　　　　）という物質に変えることができます。
- 腎臓でつくられた尿は、左右の（③　　　　）を通って、いったん（④　　　　）に、溜められます。
- 汗を分泌する器官を（⑤　　　　）といいます。

 《解答》

**ミニテスト**　「細胞と遺伝」「神経系」

1  ①23、②46、③DNA（デオキシリボ核酸）、④RNA（リボ核酸）、⑤核膜孔、⑥ミトコンドリア、⑦ゴルジ体（ゴルジ装置）、⑧リボゾーム、⑨⑩⑪⑫［順不同］アデニン（A）、チミン（T）、グアニン（G）、シトシン（C）、⑬⑭⑮⑯［順不同］アデニン（A）、グアニン（G）、シトシン（C）、ウラシル（U）、⑰細菌

2  ①②［順不同］脳、脊髄、③感覚神経、④脊髄、⑤脊髄、⑥運動神経、⑦⑧［順不同］交感、副交感

**ミニテスト**　「感覚器官」「骨格、筋肉と運動」

3  ①嗅覚受容体（嗅上皮）、②嗅、③角膜、④瞳孔、⑤水晶体、⑥硝子体、⑦⑧［順不同］平衡感覚、回転の情報

4  ①上腕二頭、②上腕三頭、③拮抗、④腱、⑤靭帯

**ミニテスト**　「呼吸」「循環系」「消化吸収」「排泄系」

5  ①②［順不同］酸素、二酸化炭素、③気管、④気管支、⑤毛細

6  ①静脈、②動脈、③左心房、④左心室、⑤冠（冠状）

7  ①膵、②胆汁、③グルコース（ブドウ糖）、④アミノ酸、⑤［順不同］脂肪酸、モノグリセリド、⑥必須

8  ①アンモニア、②尿素、③輸尿管、④膀胱、⑤汗腺

# 化学のウォーミングアップ

1 物質と化学

2 有機化合物と人間生活

# 1 物質と化学

人間生活において、物質の構成に関する知識は必須といえます。

だから化学のほとんどの教科書は、「物質の構成粒子」つまり「原子」から始まっているのです。

続いて出てくる「モル」という考えは、化学反応になくてはならない知識だからです。が、ここではさらに酸、塩基、pHに続きます。

なぜなら、看護において知っておくべき基本知識だからです。

もちろんこれだけでは不十分ですが、ここまで理解しておけば、その後に続く化学の内容を理解しやすくなるでしょう。

ところで、看護にはアルコール、ブドウ糖、デンプンなど有機化学の知識が必要になるのですが、多くの書籍ではかなり後のほうで有機化学の勉強が始まります。

そこで、本書では、とりあえず必要な有機化学の内容を取り上げました。なぜなら、早くから有機化学の基本のウォーミングアップに役立ってほしいからです。グルコース（ブドウ糖）、フルクトース（果糖）、デンプンなどが突然授業に出てきても、あわてなくてすむでしょう。

## A 物質の構成粒子

### ① 原子の大きさ

原子とは、あらゆる物質を構成している最も基本的な粒子なのですが、どんな大きさなのでしょうか。

図1-ⓐは野球のボール、ⓑは原子です。

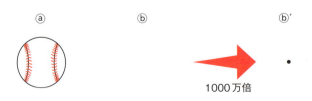

図1　原子の大きさ

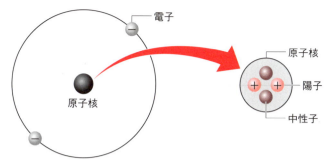

図2　ヘリウム(He)原子の構造

「えっ、何もない！」と思うでしょう？　そのとおりです。あまり小さいので示すことができないのです。もし原子をⓑ′のように1mmの大きさで示したければ、原子を1000万倍拡大しなければなりません。

## ② 原子の構造

この小さい原子の構造はどうなっているのでしょうか？

図2はヘリウム(He)の原子の構造ですが、中心にさらに小さい原子核があり、それは正の電気を帯びた陽子と、電気を帯びない中性子から成り立っているのです。

原子自体は中性ですから、負の電気を帯びた電子が陽子と同数存在することになりますが、電子は原子核を取り巻くように運動しているのです。

ここで、**陽子の個数＝電子の個数**を、しっかり理解しておきましょう。

ところで、皆さんは太陽系モデル(図3)を知っているでしょう？　太陽を中心にしてその周囲を水星・金星・地球……などの惑星が回っているというモデルです。

そうですね。

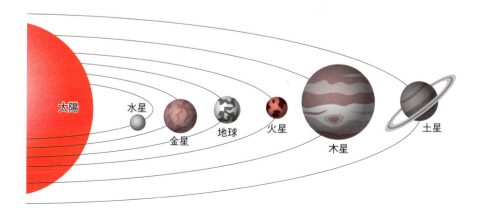

図3　太陽系モデル

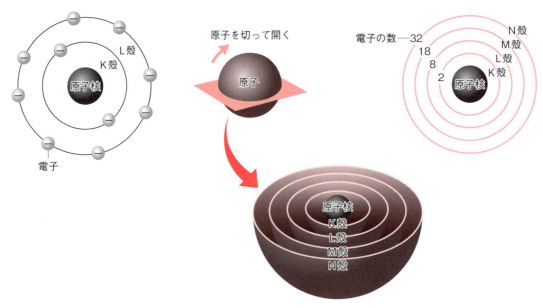

図4　電子の軌道と電子殻モデル

太陽に相当するのが原子核、惑星に相当するのが電子です。

けれども太陽系モデルと大きく違うところがあります。それは、1つの軌道に惑星は1つしか入れません。つまり、地球と火星が同じ軌道を回ることはできませんね。

ところが、電子は同じ軌道に複数個入ることができ、しかも、その数は軌道によって決まっているのです。

電子の入る軌道を**電子殻**といい、いちばん内側（K殻）には2個、二番目（L殻）には8個入ることができることを覚えておきましょう（図4）。$n$番目の軌道の最大収容電子数は、$2 \times n^2$個で表されます（殻と核の文字を間違えないようにしましょう）。

### ③ 元素と原子番号

水素・炭素・酸素など元素の種類によって陽子の個数（つまり電子の個数）は決まっていて、この数を原子番号といいます。つまり、原子番号によって元素が決まることになります（表1）。

原子番号に中性子の個数は関係ないのです。

### ④ 質量数

原子の大きさは非常に小さいことをすでに述べましたが、当然軽くて質量も非常に小さいのです。具体的には別の項で述べますが、**陽子の質量≒中性子の質量**、そして電子の質量は非常に小さく陽子の約$\frac{1}{2000}$しかありませんので、原子の質量は陽子と

**表1　元素と原子番号**

| 元素名 | 元素記号 | 原子番号 | 陽子の数＝電子の数 |
|---|---|---|---|
| 水素 | H | 1 | 1 |
| ヘリウム | He | 2 | 2 |
| 炭素 | C | 6 | 6 |
| 窒素 | N | 7 | 7 |
| 酸素 | O | 8 | 8 |

**表2　原子を構成する粒子数と質量数**

| 原子(元素名) | 原子番号 | 陽子の数＝電子の数 | 中性子の数 | 質量数 |
|---|---|---|---|---|
| $^{4}_{2}\text{He}$(ヘリウム) | 2 | 2 | 2 | 4 |
| $^{7}_{3}\text{Li}$(リチウム) | 3 | 3 | 4 | 7 |
| $^{12}_{6}\text{C}$(炭素) | 6 | 6 | 6 | 12 |
| $^{16}_{8}\text{O}$(酸素) | 8 | 8 | 8 | 16 |
| $^{23}_{11}\text{Na}$(ナトリウム) | 11 | 11 | 12 | 23 |

中性子からなる原子核の質量に等しくなります。

　つまり、原子の質量は陽子の個数と中性子の個数によって決まるので、**陽子の個数＋中性子の個数＝質量数**といいます。表2にある質量数の欄をみて確認しましょう。

　そして、これらのことを簡単に表すのが次の方法です。元素記号の左上に質量数を、左下に原子番号を書くのです。

$$^{12}_{6}\text{C} \qquad ^{16}_{8}\text{O}$$

　左下の原子番号を略すことが多いのは、元素が示されれば、原子番号は明らかだからです（C、Oの原子番号がそれぞれ6、8であることは当然知っておくべき数だからです）。

## ⑤ 同位体

　ところで、表3に炭素原子が3つありますが、質量数が異なっています。つまり、

$$^{12}_{6}\text{C} \qquad ^{13}_{6}\text{C} \qquad ^{14}_{6}\text{C}$$

です。

　どれも、陽子・電子の数は同じ、つまり原子番号は同じ(6)ですから、同じ元素なのに、左上の質量数が異なるのは、中性子の数が違うからです。つまり、中性子の数が6、7、8個の3種類あるので、質量数(陽子＋中性子)が、12、13、14の3種類になります。

　このように原子番号は同じ(つまり同じ元素)なのに質量数の異なる原子を**同位体（アイソトープ）**といいます（表3の酸素の同位体をわかりやすく図示したのが図5です）。

表3 同位体とその存在比

| 元素 | 質量数 | 同位体 | 存在比 |
|---|---|---|---|
| 炭素 | 12 | $^{12}_{6}C$ | 98.93 |
| | 13 | $^{13}_{6}C$ | 1.07 |
| | 14 | $^{14}_{6}C$ | 微量 |
| 酸素 | 16 | $^{16}_{8}O$ | 99.757 |
| | 17 | $^{17}_{8}O$ | 0.038 |
| | 18 | $^{18}_{8}O$ | 0.205 |

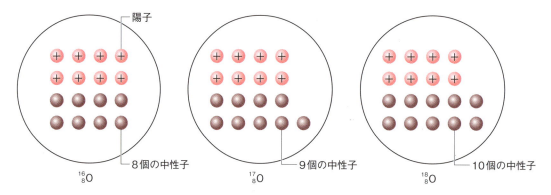

図5　酸素の同位体

　同位体のなかには原子核が不安定で、放射線を出しながら別の原子に変化していくものがあります。これを放射性同位体（ラジオアイソトープ、RI：アールアイ）といいます。

　炭素を例にとりますと、ごくわずか存在する$^{14}C$は、放射線を出して$^{14}N$に変化します。そして、放射性同位体がもとの半分の量になるまでの期間を半減期といい、$^{14}C$の半減期は約5700年です（図6）。

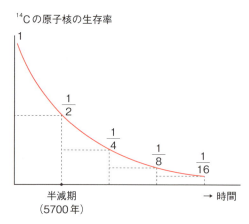

図6　原子核の生存率

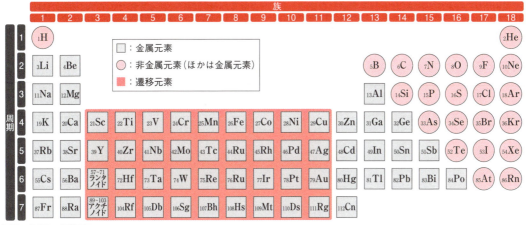

図7 元素の周期表

## ⑥ 周期表

なお、元素を原子番号順に並べると、性質のよく似た元素が周期的に現れます。これを元素の周期律といい、並べた表を「元素の周期表」といいます(図7)。

第3周期までの知識があれば、看護ではこれでほぼ十分でしょう。縦の列が化学的性質の似た元素で、左から1族、2族……といいます。

## ⑦ まとめ

①原子の構造：原子核 { 陽子　（正の電荷をもつ）
　　　　　　　　　　 中性子（電荷をもたない）

　　　　　　電子（負の電荷をもつ）

②陽子の個数＝電子の個数、なので全体として電気的に中性である。

③原子番号と質量数：原子番号＝電子の数＝陽子の数

　　　　　　　　　質量数＝陽子の数＋中性子の数

④同位体：原子番号・陽子(電子)の数・元素は同じで、質量数・中性子の数・質量が異なる原子

---

**ちょっと得する知識**

$^{14}C$はミイラの年代決定などに役立つのですが、どうしてでしょうか？　ミイラの骨や繊維の$^{14}C$が、本来存在するべき量の半分であれば、約5700年前の物だと推定できるわけです。

たき火の炭で壁に描かれた絵の$^{14}C$の減少から、絵の描かれた年代決定が可能になります。これを放射性炭素年代測定といいます。

### ミニテスト　物質の構成粒子　▶▶▶解答 p.118

**問1** 次の文の空欄に適切な語句を記入せよ。

1. 原子はその中心に(①　　　　)があり、(②　　　　)の電荷をもっている。
2. そして、その周辺を(③　　　　)の電荷をもった(④　　　　)がまわっている。
3. また、①は②の電荷をもった(⑤　　　　)と電荷をもたない(⑥　　　　)という粒子からなりたっており、⑤の数と⑥の数の和を(⑦　　　　)という。
4. ④と⑤の数は等しく、各元素に固有なもので(⑧　　　　)といい、同じ元素の原子でも⑦の異なるものどうしを(⑨　　　　)という。

**問2** 次の原子は何か。元素記号を答えよ（周期表を参考にしてよい）。

1. 電子の個数が9個である原子　　　(①　　　　)
2. L殻の軌道が電子で満ちている原子　(②　　　　)
3. 質量数が17で中性子が9の原子　　(③　　　　)
4. L殻に電子の空席が5個ある原子　　(④　　　　)

## B 物質量と化学反応式

### ① 原子量

　前節では、原子がいかに小さいかを述べました。当然、質量も非常に小さいのですが、具体的にはどれくらいなのでしょうか？

　Cは、約 $2\times10^{-23}$ g ＝ 0.00……002g（0が23個）しか、ないのです。原子の大きさは、1000万倍してやっと1mmの大きさであると図1で述べました。だから質量も非常に小さく、Cを例にとりますとCの原子を $10^{23}$ 個を集めて、やっと約2gになるのです。

　ここで集める個数として、非常に便利な数があります。それを**アボガドロ定数**（$N_A$）といい、$N_A = 6.02\times10^{23}$ を、しっかり覚えておきましょう（図8、9では簡単にするために $N_A = 6.02\times10^{23}$ とする）。

表4　原子の質量と原子量

| 原子 | 原子1個の質量 | 原子1モルの質量 ($6.02\times10^{23}$個) | 原子量 |
|---|---|---|---|
| $^1H$ | $1.7\times10^{-24}$ | 1.0g | 1.0 |
| $^{12}C$ | $2.0\times10^{-23}$ | 12g | 12 |
| $^{16}O$ | $2.7\times10^{-23}$ | 16g | 16 |

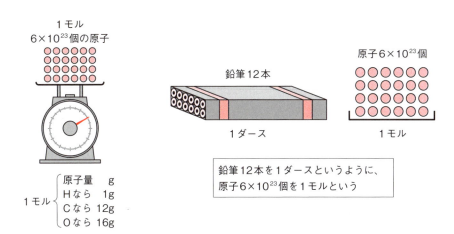

図8 原子量とモルの関係

だから、C原子をアボガドロ定数個集めると、12gになりますね。

他の元素は何個集めればよいのでしょうか？ 水素元素も酸素元素も原子1個の質量は非常に小さい（表4）のですが、アボガドロ定数個集めると、わかりやすい値になります。

この原子 $N_A = 6.02 \times 10^{23}$ 個の集団を1モル（mol）といい、この集団のもつ質量を原子量といいます。

原子量にgをつければ、1モルの質量になることも含め、表4と図8で確認しましょう。少なくとも、H、C、Oの原子量は必ず必要になります。

## ② 分子量

原子によって構成される分子の質量〔分子量〕は、原子量がわかれば簡単です。

水分子（$H_2O$）を考えてみましょう。図9からわかるように、H原子2モルとO原子1モルから$H_2O$分子1モルができることがわかります。

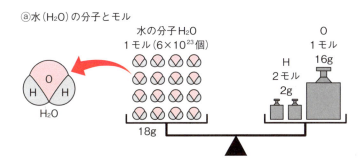

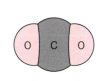

図9 水、二酸化炭素の分子とモル

つまり、H原子2モル（H原子$2 \times 6.02 \times 10^{23}$個）＝2gとO原子1モル（O原子$6.02 \times 10^{23}$個）＝16g　から、水分子1モル（$H_2O$分子$6.02 \times 10^{23}$個）＝18gができることを、もう一度、図9-ⓐで再確認しておきましょう。

また、二酸化炭素（$CO_2$）の分子量は、$12 + 16 \times 2 = 44$です。つまり、$CO_2$分子1モル（$CO_2$分子　$6.02 \times 10^{23}$個）の質量は44gになります。ちなみに$O_2$分子1モルの質量は32gですね（図9-ⓑ）。

つまり、分子量は分子式のなかの原子量の総和になります。原子であれ、分子であれ1モルのもつ質量を**モル質量**といいます。

### ③化学反応式

水素と酸素から水が生じる式［$H_2 + \frac{1}{2}O_2 = H_2O$］は、何度か目にしたことがあるでしょう。

このように、ある物質が性質の異なる他の物質に変化することを化学反応（化学変化）といい、それを表した式を化学反応式といいます。

いくつか例をあげてみましょう。

有毒な一酸化炭素は、酸素と化合すると二酸化炭素になりますが、その化学反応式は、

$2CO + O_2 = 2CO_2$です。

また、牛など草食動物の糞から発生するメタンガス（$CH_4$）が燃えると、二酸化炭素と水になりますが、

その化学反応式は、

$CH_4 + 2O_2 = CO_2 + 2H_2O$です。

化学反応式の前後で、原子が無くなったり他の原子に変わったりしません。

### ④物質量

それでは、化学反応式の前後で物質の量の変化を考えてみましょう。

$$2CO \quad + \quad O_2 \quad = \quad 2CO_2$$

| 2モル | 1モル | 2モル |
| --- | --- | --- |
| 56g | 32g | 88g |

$$CH_4 \quad + \quad 2O_2 \quad = \quad CO_2 \quad + \quad 2H_2O$$

| 1モル | 2モル | 1モル | 2モル |
| --- | --- | --- | --- |
| 16g | 64g | 44g | 36g |

化学反応の前後で物質のモル数は、変化しても質量は変化していませんね。

## ⑤ まとめ

① 原子 $N_A = 6.02 \times 10^{23}$ 個の集団を1モル(mol)といい、$6.02 \times 10^{23}$ をアボガドロ定数($N_A$)という。

② 原子1モル(原子 $6.02 \times 10^{23}$ 個)の質量＝原子量(グラム)

③ 分子1モル(分子 $6.02 \times 10^{23}$ 個)の質量＝分子量(グラム)＝分子式の中の原子の原子量の総和

---

**ミニテスト　物質量と化学反応式**　▶▶▶解答p.118

**問1**　次の設問に答えよ。

[1] 1カップの水(200g)は何モルか。　　　　　　　　(①　　　モル)

[2] 水0.5モルは何gで、水分子はおよそいくつあるか。
　　　　　　　　　　　　　　　　(②　　　g)、(③　　　個)

[3] 食品中に0.5gのNa(ナトリウム)が含まれていた。Na原子の個数を求めよ。ただし、Naの原子量は23である。　　　(④　　　個)

[4] 5モルのメタンガス($CH_4$)は、何gか。　　(⑤　　　g)

---

**ちょっと得する知識**

あなたはコップ1杯200mLの水(200gと考えてよい)を飲んだとすると、水分子の数は約 $7 \times 10^{24}$ 個という膨大なものになりますね($200 \div 18 \times 6.02 \times 10^{23} =$ 約 $7 \times 10^{24}$)。なぜなら、水1モルは18gであり、水分子を $6.02 \times 10^{23}$ 個をもつからです。

だから、もしこの水を海にまいてよくかき混ぜたなら、魚のお腹にあなたのまいた水分子の1つや2つ入っていても不思議ではありません。

## C 酸と塩基

### ① 酸・塩基の性質

#### (1) 酸

・酸っぱい味がする。

・金属のさびを溶かす(例：鉄さび)。

・鉄などの金属と反応して水素を発生させる。

・青色リトマス紙を赤色に変え、BTB溶液(リトマス紙より反応がわかりやすい)を黄色に変える。

・代表的な酸：$HCl$(塩酸)、$H_2SO_4$(硫酸)、$CH_3COOH$(酢酸)

#### (2) 塩基

・しぶい味がする。

・触るとぬるぬるする。

・赤色リトマス紙を青色に変え、BTB溶液を青色に変える。

・代表的な塩基：$KOH$(水酸化カリウム)、$NaOH$(水酸化ナトリウム)、$NH_3$(アンモニア)水(塩基の水溶液をアルカリ性ともいう)

### ② 酸・塩基の定義

アレニウスの定義(他にもブレンステッドの定義もある)

#### (1) 酸

水に溶けると水素イオン$H^+$を生じる物質

・$HCl$　　(塩酸)　→　$H^+ + Cl^-$

・$H_2SO_4$　(硫酸)　→　$2H^+ + SO_4^{2-}$

#### (2) 塩基

水に溶けると水酸化物イオン$OH^-$を生じる物質

・$NaOH$　　(水酸化ナトリウム)　→　$Na^+ + OH^-$

・$Ca(OH)_2$　(水酸化カルシウム)　→　$Ca^{2+} + 2OH^-$

### ③ 酸・塩基の価数

酸は水素イオン$H^+$を、塩基は水酸化物イオン$OH^-$を生じると述べましたが、生じた$H^+$の数を酸の価数、生じた$OH^-$の数を塩基の価数といいます。

#### (1) 酸の例

・1価の酸(1塩基酸)：$HCl$　(塩酸)　　　→　$H^+ + Cl^-$

- 2価の酸（2塩基酸）：H₂S　（硫化水素）　→　$2H^+ + S^{2-}$
- 3価の酸（3塩基酸）：H₃PO₄（リン酸）　→　$3H^+ + PO_4^{3-}$

### (2) 塩基の例

- 1価の塩基（1酸塩基）：NaOH　　（水酸化ナトリウム）　→　$OH^- + Na^+$
- 2価の塩基（2酸塩基）：Ca(OH)₂　（水酸化カルシウム）　→　$2OH^- + Ca^{2+}$
- 3価の塩基（3酸塩基）：Al(OH)₃　（水酸化アルミニウム）→　$3OH^- + Al^{3+}$

〈注意〉　NH₃（アンモニア）自身は酸性でも塩基性でもありませんが、水に溶けると、

$NH_3 + H_2O → NH_4^+ + OH^-$ により、1価の塩基になります。

また、CH₃COOH（酢酸）は、$CH_3COO^- + H^+$ となるので1価の酸なのです。

## ④ 水素イオン濃度（H⁺）

水で濡れた手で触ると感電しやすいといいますが、それは水に不純物があるからで、純粋の水はごく少量の電流しか流しません。

水が電流を流す理由は、$H_2O → H^+ + OH^-$ のように電離してイオンを生じているからです（＋や－を帯びたものをイオンといい、イオンに分かれることを電離といいます）。

けれども、水の電離度は非常に小さく、25℃の水1L中、$1.0 × 10^{-7}$ モルしか電離していない（イオンになっていない）のです。

これを水素イオンのモル濃度[H⁺]、水酸化物イオンのモル濃度[OH⁻]といい、

$[H^+] = [OH^-] = 1.0 × 10^{-7}$ (mol/L)　と表します。

この両者の積を水のイオン積（Kw）といい、

$K_w = [H^+] × [OH^-] = 1.0 × 10^{-14}$ (mol/L)²　と表します。

水に少量の酸や塩基を加えると[H⁺]や[OH⁻]の値は変化しますが、希薄水溶液においてはKwの値は、常に一定の値 $1.0 × 10^{-14}$ (mol/L)² に保たれることを知っておきましょう。

だから、もし酸を加えて $[H^+] = 1.0 × 10^{-6}$ (mol/L)になったら、$[OH^-] = 1.0 × 10^{-8}$ (mol/L)になるのです。

これは、次項のpH（ピーエイチ）で詳しく述べます。

## ⑤ pH（ピーエイチ）

水は、$[H^+] = [OH^-] = 1.0 × 10^{-7}$ (mol/L)で中性ですが、もし酸が加わって　$[H^+] > 1.0 × 10^{-7}$ (mol/L)になりますと、水のイオン積が一定であることから、当然 $[OH^-] < 1.0 × 10^{-7}$ (mol/L)となります。

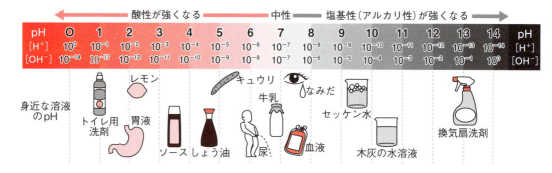

図10　水素イオン濃度・水酸化物イオン濃度とpHの関係、身近な物質のpH

したがって、水溶液は

- 酸性溶液　→　$[H^+] > 1.0 \times 10^{-7}$ (mol/L) $> [OH^-]$
- 中性溶液　→　$[H^+] = 1.0 \times 10^{-7}$ (mol/L) $= [OH^-]$
- 塩基性溶液　→　$[H^+] < 1.0 \times 10^{-7}$ (mol/L) $< [OH^-]$

このように水素イオン濃度の値によって、水溶液の液性が決まるのですが、水素イオン濃度$[H^+]$の値は非常に小さく、$1.0 \times 10^{-7}$ (mol/L)という値は、1Lの水溶液中で1000万分の1モルしか水素イオンが存在しないので取り扱いにくいですね。

そのため、pHという数に変換して液性を表す方法があります。

水素イオン濃度には10の$-n$乗という値が出てきて、戸惑いますが、

$[H^+] = 1.0 \times 10^{-n}$ (mol/L)のとき、pH $= n$と表すのです。

つまり、上記の水溶液の分類をpHで表すなら、

**酸性：pH＜7、中性：pH＝7、塩基性：pH＞7**

となります。

酸性が強くなるほど$[H^+]$の値は大きくなるので、$n$の値は小さくなります。

$[H^+]$が$1.0 \times 10^{-7}$ (mol/L)に対し、$1.0 \times 10^{-5}$ (mol/L)は100倍の濃度をもつことがわかります。つまり、pH＝7よりもpH＝5のほうが$[H^+]$の値は大きく、後者は前者の100倍の濃度をもつことがわかります。

このように、pHの値が2だけ小さいなら水溶液の$[H^+]$は100倍＝$10^2$倍、つまりpHの値が$a$だけ小さければ、$[H^+]$は$10^a$倍になるのです（図10）。

### ⑥ まとめ

①酸性溶液　→　$[H^+] > 1.0 \times 10^{-7}$ (mol/L) $> [OH^-]$　　pH＜7

②中性溶液　→　$[H^+] = 1.0 \times 10^{-7}$ (mol/L) $= [OH^-]$　　pH＝7

③塩基性溶液　→　$[H^+] < 1.0 \times 10^{-7}$ (mol/L) $< [OH^-]$　　pH＞7

今後、酸と塩の中和などに進みますが、ここまで学んでおけば迷うことなく入って行けるでしょう。

---

**ミニテスト** 酸と塩基　　　　　　　　　　　　　　　▶▶▶解答p.118

**問1** 次の設問に答えよ。

1. pH = 4の水溶液の水素イオン濃度[H$^+$]を求めよ。　　　（①　　　　mol/L）
   また、これはpH = 6の何倍か。　　　　　　　　　　　　（②　　　　倍）

2. 0.1モルのNaOHのpHを求めよ。ただし、NaOHはすべてNa$^+$とOH$^-$に完全に電離していると考えてよい。　　　　　　　　　　　　　　　　（③　　　　）

3. 0.01モルのHClのpHを求めよ。これも完全に電離しているとする。（④　　　　）

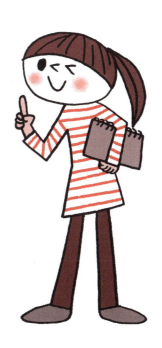

# 2 有機化合物と人間生活

## A 有機化合物

### ① 有機化合物の特徴

　有機化合物・無機化合物と区別して用いますが、この区別を非常に簡単に述べるならば、以下のようになります。

・有機化合物　→　炭素を含む化合物

・無機化合物　→　炭素以外の元素からなる化合物

　つまり、炭素を含むさまざまな化合物を有機化合物といいます〔ここで注意が必要なのは、CO（一酸化炭素）、$CO_2$（二酸化炭素）、$CaCO_3$（炭酸カルシウム）、HCN（シアン化水素）などは炭素化合物ですが、習慣上、無機化合物として扱うということです〕。

　したがって、有機化合物を構成する元素の種類は少なく、C、H、O、Nなどが主な元素です。しかし化合物の種類は非常に多くあります。2000万種以上ともいわれています。

　それに対して無機化合物を構成する元素の種類は多く、ほぼ全元素といえます。ここで炭素と水素だけでできている化合物を炭化水素ということを覚えておきましょう（従来、有機化合物とは、試験管の中で合成できず、有機体（動植物）の活動によってつくられる物質と考えられていたのですが、無機化合物からも有機化合物が合成されるようになって上記のような定義になったのです）。

　有機化合物の特徴として、①融点・沸点が比較的低い、②水に溶けにくいものが多い、③可燃性の物が多く、④高温で分解しやすい、などがあります。

### ② 有機化合物の構造と表し方

　有機化合物は、CがCだけでなく、H、O、Nなどと結合していると述べました。結合の表示の仕方に分子式、示性式、構造式がありますが、それについて述べる前に、先に学んだC、H、O、Nの原子構造の復習をしておきましょう。

　つまり、電子は1番目の軌道には2個、2番目の軌道には8個入って満席になるのでしたね。したがって、C、H、O、Nは、それぞれ4個、1個、2個、3個の空席があり、そこへほかの原子の電子が入ってくることができるのです（図11）。

| 電子配置 | ₁H 水素 | ₆C 炭素 | ₇N 窒素 | ₈O 酸素 |
|---|---|---|---|---|
| K殻 | 1 | 2 | 2 | 2 |
| L殻 | - | 4 | 5 | 6 |

図11 H、C、N、Oの電子の入り方

| 分子 | 水 | アンモニア | メタン |
|---|---|---|---|
| 立体構造 | | | |
| 分子式 | $H_2O$ | $NH_3$ | $CH_4$ |
| 電子式 | H:Ö:H | H:N̈:H<br>H | H:C̈:H<br>H |
| 構造式 | H－O－H | H－N－H<br>\|<br>H | H<br>\|<br>H－C－H<br>\|<br>H |

図12 結合の仕方

$CH_4$(メタン)の構造を具体的に書くと、図12のようになっています。このようにCとHで電子を共有することにより、それぞれの軌道が満席になりますね。図12で、$NH_3$(アンモニア)、$H_2O$(水)も確認しましょう。

さて、図11で示したようにC、H、O、Nにそれぞれ4個、1個、2個、3個の空席があるということは、C、H、O、Nはそれぞれ4本、1本、2本、3本の結合の手をもっていることを意味します。

だから、図12のように表すのです。Cは4本、Nは3本、Oは2本、Hは1本の手を出し、どの電子殻も満席になっていることがわかります。図12のいちばん下の表示は、後述する構造式に相当します。

## (1) 分子式

分子を構成する原子の種類と数で表す式

例：メタン($CH_4$)、酢酸($C_2H_4O_2$)

## (2) 示性式

有機化合物のなかには、有機化合物の性質を決める働きをもつ原子の集まり(原子団)があり、**官能基**といいます。

たとえば、前記の酢酸($C_2H_4O_2$)のなかの－COOHという原子団は、酸性を表し、**カルボキシル基**という官能基です。

また、メタン($CH_4$)からHを1つ除いた－$CH_3$は**メチル基**という官能基とよばれます。－OHは**ヒドロキシ基**とよばれアルコールに出てきます。

官能基はその化合物の性質を示すので、分子式の中から官能基を抜き出して表した式を示性式といいます。見ただけで、物質の性質が想定できるからです。

例：酢酸($C_2H_4O_2$) → $CH_3-COOH$

エタノール($C_2H_6O$) → $C_2H_5-OH$

### (3) 構造式

メタン($CH_4$)のCとHがどのように結合しているかを図12に示しました。これをみると、原子の結合の様子、つまり原子の構造がよくわかります。

酢酸なら

$$\begin{array}{c} H \quad\quad O \\ | \quad\quad \| \\ H-C-C \\ | \quad\quad \backslash \\ H \quad\quad O-H \end{array}$$

のようになります。

以上をエタノール（エチルアルコール）を例にとって復習しましょう。

分子式：$C_2H_6O$

示性式：$C_2H_5-OH$

構造式：

$$\begin{array}{c} H \quad H \\ | \quad | \\ H-C-C-O-H \\ | \quad | \\ H \quad H \end{array}$$

## B 糖類

看護において、糖・デンプンなどが必要な知識として出てきますが、一般式として$C_m(H_2O)_n$で表される化合物を**糖類**または**炭水化物**といいます。

糖類には、単糖類、二糖類、多糖類の種類がありますが、それぞれどのような特徴があるのでしょうか。

### ① 単糖類

糖類の一般式は、$C_m(H_2O)_n$であると述べましたが、単糖類は$m=n=6$ つまり、$C_6(H_2O)_6$が分子式です。

**(1) グルコース（ブドウ糖）**（$C_6H_{12}O_6$）

動植物界に広く存在し、とくに果実・血液中にみられます。天然の甘味料として用いられます（甘味料というと砂糖を想像するかも知れませんが、それは後述する二糖類です）。結晶は無色で水によく溶け、生体内ではエネルギー源としての役割を果たします。だから、低血糖のときに二糖類の砂糖よりもブドウ糖をなめるほうがよいです。

### (2) フルクトース(果糖) $(C_6H_{12}O_6)$

果実やハチミツに含まれており、甘みが強く、結晶は無色で水によく溶けます。

### (3) ガラクトース $(C_6H_{12}O_6)$

乳製品やテンサイ類で見出されます。

▶まとめ

単糖類（グルコース、フルクトース、ガラクトースなど）の分子式は、すべて $(C_6H_{12}O_6)$ である。

## ② 二糖類

二糖類は単糖類2分子が水分子を失って縮合したかたちをしています。したがって、二糖類の多くの分子式は、$(C_{12}H_{22}O_{11})$ です。

次式を見れば納得できるでしょう。$2(C_6H_{12}O_6) - H_2O = (C_{12}H_{22}O_{11})$

### (1) スクロース(ショ糖) $(C_{12}H_{22}O_{11})$

いわゆる砂糖です。最も重要な糖でサトウキビやテンサイ（サトウダイコン、ビート）などに含まれています。甘さを比べると、フルクトース＞スクロース＞グルコースの順です。フルクトースの甘さは、スクロースの1.5倍といわれています。

### (2) マルトース(麦芽糖) $(C_{12}H_{22}O_{11})$

水あめ、麦芽などに含まれており、次項で述べる多糖類のデンプンを加水分解すると得られます。

### (3) ラクトース(乳糖) $(C_{12}H_{22}O_{11})$

牛乳などほ乳類の乳汁に含まれています。

▶まとめ

二糖類の多く（スクロース、マルトース、ラクトースなど）の分子式は、$(C_{12}H_{22}O_{11})$ である。

## ③ 多糖類

加水分解をすると、多くの単糖類を生じる糖類を多糖類といいます。$(C_6H_{10}O_5)_n$ の分子式をもっています

### (1) デンプン $(C_6H_{10}O_5)_n$

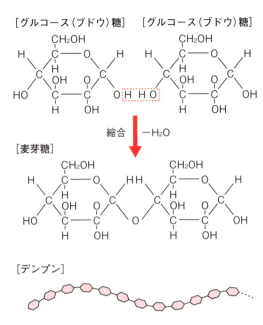

**図13 グルコース(ブドウ糖)からデンプンへ**

植物の光合成によってつくられます。穀類や芋類に多く含まれ、なくてはならない多糖類です。

デンプン$(C_6H_{10}O_5)_n$を加水分解すると、次の式により単糖類であるグルコース(ブドウ糖)$(C_6H_{12}O_6)$が得られます。

$$(C_6H_{10}O_5)_n + nH_2O \rightarrow n(C_6H_{12}O_6)$$
　　デンプン　　　　　　　　　　グルコース

上式と反対のプロセスを考えてみましょう。

$$n(C_6H_{12}O_6) - nH_2O \rightarrow (C_6H_{10}O_5)_n$$
　　グルコース　　　　　　　　　　デンプン

これを示したのが図13です。2つのグルコースからH₂Oが取れてつながり(これを縮合といいます)、マルトース(麦芽糖)になります。

図の分子式をみると、縮合はいくつでもできることがわかります。数十、数百個つながったのが、デンプンなのです。

### (2) セルロース $(C_6H_{10}O_5)_n$

セルロースは植物の細胞壁の主成分ですから、綿や麻などの植物繊維だけでなく、パルプ・紙などの主成分でもあります。

セルロースは上記のデンプンよりも加水分解されにくいのですが、やはり加水分解によりグルコースになります。

### (3) グリコーゲン

これはデンプンでありながら別名、動物デンプンともいわれます。なぜなら動物体

内(肝臓や筋肉)に蓄えられ、加水分解によりグルコースになって血液に入り動物のエネルギー源となるからです。

▶まとめ

多糖類は、分子式$(C_6H_{10}O_5)_n$で表され、加水分解すると多数のグルコース$(C_6H_{12}O_6)$を生じる。

$$(C_6H_{10}O_5)_n + nH_2O \rightarrow n(C_6H_{12}O_6)$$
デンプン　　　　　　　　　グルコース

## C アルコール

### ① アルコールの構造

有機化合物のなかには、有機化合物の性質を示す原子の集まり(官能基)をもつ物があることを示性式のところで述べました。

そして、$-OH$という官能基はヒドロキシ基とよばれアルコールに出てくることも述べました。

$C_nH_{2n+2}$の水素原子を$-OH$で置換したかたちの化合物をアルコールといいます。$n$が1の場合がメタノール、2の場合がエタノールです。

### ② アルコールの性質

炭素数の少ないアルコール(低級アルコールといいます)は水によく溶けます。

炭素数が3以下の低級アルコールは、いくらでも水に溶けます。$-OH$が親水性をもつからです。

アルコールは、官能基$-OH$をもっていますが、塩基性ではありません。なぜなら、これは水酸化物イオン$OH^-$にならないからです。

だから、アルコールの水溶液は中性です。

### ③ アルコールの分類

アルコールは、$-OH$の数(価といいます)により、以下のように分類されます。

・1価アルコール(1分子中に$-OH$を1個含むもの)：メタノール、エタノール
・2価アルコール(1分子中に$-OH$を2個含むもの)：エチレングリコール
・3価アルコール(1分子中に$-OH$を3個含むもの)：グリセリン

2価以上のアルコールを多価アルコールといいますが、ここでは1価のアルコールのみ述べます。

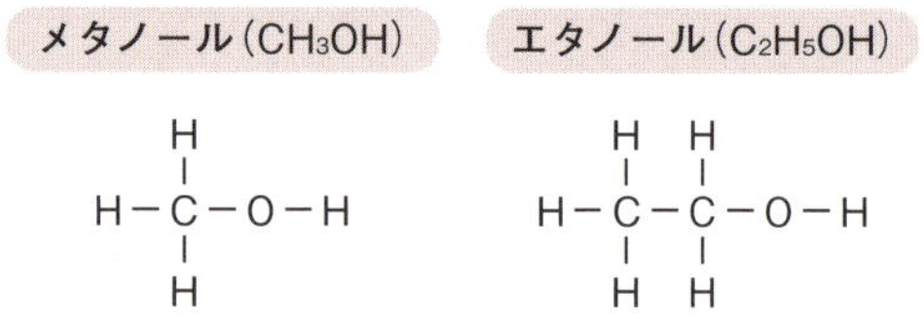

メタノール（CH₃OH）　　エタノール（C₂H₅OH）

$$\begin{array}{c} H \\ | \\ H-C-O-H \\ | \\ H \end{array} \qquad \begin{array}{cc} H & H \\ | & | \\ H-C-C-O-H \\ | & | \\ H & H \end{array}$$

**図14　アルコールの構造式**

**(1) メタノール**（メチルアルコール、メチール、木精）CH₃OH

　木精といわれるのは、木材由来による木酢液の蒸留によって得られるからです。アルコールのなかでは、最も単純な分子構造です。無色の液体で、融点－97.8℃、沸点64.7℃です。揮発性が高く、引火の危険性が大きいので防火に注意しなければなりません。有毒です。

**(2) エタノール**（エチルアルコール、酒精）C₂H₅OH

　酒精といわれるのは、酒類の主成分だからです。アルコール類のなかで、最も身近に使われているアルコールです。皆さんが一般的にいう、消毒用アルコールはエタノールを指し、融点－114℃、沸点78.3℃です。無色の液体です。無毒です。

　創傷面の殺菌や消毒に使用される消毒用エタノールは、エタノールを76.9〜81.4％含んでいます。エタノール濃度80％前後のものが、最も消毒・殺菌に優れているからです。無水エタノールのエタノール濃度は99.5％以上ですが、水に薄めて、はじめて殺菌作用をもつことを知っておきましょう。

　有機化合物の知識は看護学の多方面で必要になりますが、ウォーミングアップの書物としては、この程度で十分でしょう。

 **《解答》**

**ミニテスト　物質の構成粒子**

問1　①原子核、②正、③負、④電子、⑤陽子、⑥中性子、⑦質量数、⑧原子番号、⑨同位体

問2　①F（フッ素）、②Ne（ネオン）、③O（酸素）、④B（ホウ素）

**ミニテスト　物質量と化学反応式**

①11.1、②9、③$3 \times 10^{23}$、④$1.3 \times 10^{22}$、⑤80

**ミニテスト　酸と塩基**

①$1.0 \times 10^{-4}$mol/L、②100

③pH＝13

　0.1モルのNaOHにおける[OH⁻]＝$1.0 \times 10^{-1}$(mol/L)なので[H⁺]＝$1.0 \times 10^{-13}$(mol/L)。したがって、pH＝13となる。

④pH＝2

　0.01モルのHClは、[H⁺]＝$1.0 \times 10^{-2}$(mol/L)。したがって、pH＝2となる。

　（酸や塩基の水溶液中では[H⁺]や[OH⁻]の値に対し、水の電離度$1.0 \times 10^{-7}$(mol/L)は、きわめて小さいから、水の電離度は無視してよい）

# 小論文のウォーミングアップ

1 レポートとは何か
2 レポートの書き方
3 論文の書き方
4 作成上のオキテ

# 1 レポートとは何か

　皆さん、看護大学、看護専門学校への合格、おめでとうございます！
　晴れてナースのタマゴになったのですね。医療現場できびきびと働く自分の姿を思い浮かべて、胸を踊らせていることでしょう。これからも理想のナース像を思い描きつつ、3年間、4年間、一生懸命学んでください。
　さて、合格した皆さんのもとに、「入学前課題の提出について」などという学校からのお達しが届いていないでしょうか。たとえば、このような（図1）……

---

〇〇看護大学合格者への

### 入学前課題提出について

（課題）
**フローレンス・ナイチンゲール著**
**『看護覚え書―看護であること看護でないこと』を読み、**
**その内容を要約した上で、あなたの感想を述べなさい。**

※課題作成上の注意
1. 『看護覚え書―看護であること看護でないこと』は複数の出版社から出されているが、どの出版社でもよい。
2. 要約：400字程度
　　感想：1,200字程度　の合計1,600字程度に収めること。
3. 市販の原稿用紙に横書き作成しても、ワープロソフト使用でA4用紙に印刷しても、どちらでも可。
4. 1枚目を表紙とし、
　　〇題：『看護覚え書―看護であること看護でないこと』を読んで
　　〇氏名
　　　を書くこと。
5. 提出締切：平成〇〇年〇月〇日（〇曜日）
　　提出先：〒〇〇〇-〇〇〇〇
　　　　　　東京都〇〇区〇〇町〇〇番地
　　　　　　〇〇看護大学教務課

---

**図1**　「入学前課題の提出について」例

また、入学すると、次のようなものもバシバシ書くことになります。見学後や実習後に課されることが多いです。

**例**　「○○病院呼吸器内科病棟　見学レポート」
　　　「第1回　○○病院実習レポート」

さらに、「レポート」という名前でありながら、次のようなものもあります。期末試験の代わりに出されたり、長期休暇の宿題として出されたりします。

**例**　「看護師不足についての一考察」
　　　「患者主体のケア－その現状と課題－」

つまり、皆さんがこれから取り組む「レポート」はざっくり分けると、

①入学前課題
②授業の一環としての実習、見学レポート
③授業の一環としての論文

となります。①の「入学前課題」は③に該当することが多いので、つまるところ、皆さんがこれから身につけるべき文章の書き方は、「実習、見学レポート」と「論文」の2種類となります。

次の章から、それぞれの書き方について説明していきましょう。

が、その前に

## レポート、論文必勝5か条！

### (1) 教授のご指示に従え

「結局、それ？」と思うかもしれませんが、何を盛り込んでどう書くかは、担当教授（教員）からのご指示があります。それを満たして作成しましょう。逆にいうと、その指示を満たしていないと、低い評価をもらったり、最悪の場合、「再提出」となるので注意。

### (2) 「事実」と「意見」を分けろ

これは基本です。

「事実」とは、見学や実習で見たり聞いたりしたこと。資料などから得たデータのこと。

「意見」とは、事実からあなたが考えたこと。「考察」と置き換えてもよいでしょう。

### (3) 読み手のことを考えろ

レポート、論文は読み手あってのものです。最近の学生さんは、LINEやメールなどを通じて、身近で親しい、同質の相手への文章は上手いですが、自分とは立場や年代が異なる相手を想定した文章には、慣れていません。正しい日本語で書くことは

もちろん、書いている最中も「これで伝わるだろうか」と常に考えながら書きましょう。

### (4) 盗作、捏造はするな

将来、人の命を預かる仕事に就く人が、こんなことをしてはいけません。また、自分では盗作、捏造（ねつぞう）のつもりはなくても、客観的にみるとそうなっているケースがあります。心配だったら、先生に相談しましょう。

### (5) 提出期限は厳守しろ

締め切りを守れるか否かにはその人の人となりが表れます。「期限を守って作業をする」というのは、医療現場に出てからも基本となるものです。もしも、期限までに提出できない場合は、できるだけ早く先生に連絡し、指示を仰ぎましょう。

次に

## レポート、論文作成の流れ

通常、次の流れで作成していくのが効率的です。

①課されたレポート、論文には、何をどう書くことが要求されているかを確認する。
　→盛り込むべきこと、書式、提出期限などを理解します。

②ネタ集めをする。
　→必要な資料を集めたり、見学中に取ったメモを、整理したりします。

③構想を練る。
　→実はここがいちばん大事。各項目に何をどのくらい書くかを決めます。

④文章化する。
　→読み手のことを考え、正確な表記表現で、良心に恥じない内容を書きましょう。

⑤推敲する。
　→課題の要求に沿った内容が、正確に書けているか、添付する資料が抜けていないかを、落ち着いてチェックします。

これで完成！　お疲れ様でした。

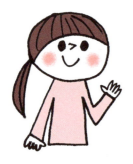

# 2 レポートの書き方

　ここでは「レポートの書き方」を説明します。

　レポートとは「報告書」ともいい、看護大学や看護学校では「病院見学レポート」「実習レポート」などのかたちで課されることが多いですね。

　ここでは「論文の書き方」を説明しますが、そうなると「レポート」と「論文」とはどこが違うのか、という疑問が、皆さんのなかには生じるかもしれません。一般的には、

- **レポート**：調査、実験、観察、見学した内容を報告し、感想や意見を加える。
- **論文**：設定したテーマに対する自分の意見をその根拠と共に順序立てて述べ、結論を出す。

と定義づけられます。

　しかし、現実には「論文のことも『レポート』という場合も非常に多い」と理解して構いません。逆に、「レポートのことを『論文』という」ケースも少なくありません。さらに、看護大学や看護学校では、看護実習前に先生に提出する「看護実習計画」も「レポート」といったりします。

　要するに、レポートとは「他者に読ませる客観性のある文章」と、理解してくださいね。

　では、定義づけは、このくらいにして、書き方の説明をしていきます。

　「レポート」に盛り込むことは、一般的には次のとおりです。

①タイトルを書いた表紙（表紙に1枚使わなくてもよい場合もある）

②見学、実習、実験、観察の目的

③見学、実習、実験、観察の内容

④意見や考察（問題提供、問題が生じる背景の分析、自分なりの解決策など）

⑤感想

⑤謝意　など

　では、1つずつ説明していきましょう。

```
┌─────────────────────────────────────────┐
│                                         │
│        ○○病院見学レポート                │
│                                         │
│        ☞「タイトル」を書く                │
│                                         │
│   ┌─────────────────────────────────┐   │
│   ※タイトル、学科、クラス、学籍番号、氏名などは │
│   表紙として1枚取らないこともある。         │
│   └─────────────────────────────────┘   │
│                                         │
│                   学科_____ │
│                   クラス　学籍番号_____ │
│                   氏名_____ │
└─────────────────────────────────────────┘

**図2　表紙の一例**

①タイトルを書いた表紙

　具体的なイメージとしてはこのようなものになります(図2)。

　ここでは「○○病院見学レポート」を書くと仮定して、この先の説明を進めていきます。

②**目的**：今回、○○病院を見学した目的を書きます。

　例・○○病院を見学することにより、来月から始まる看護実習のイメージづくりの一助とする。

　　・医療現場を見学することにより、患者主体の看護を実践するにはどうすればよいかを学ぶ。

③**実施日・場所**：実施日と場所の正式名称を書きます。

　例・平成○○年○月○日　13時～15時

　　・都立○○病院呼吸器内科病棟(病床数50)

④**見学内容**：見学した内容を書きます。正確かつ詳細に。

　例・（1）　都立○○病院呼吸器内科病棟ナースステーションにて、

　　・　　　　○山○子呼吸器内科看護師長より、病院及び病棟の特徴の説明。

　　・（2）　同病棟の病室を見学。（病室：個室2部屋で服薬指導の見学。大部屋3室で採血、$SpO_2$測定、清拭などの見学）

⑤**考察**：見学したことにより得た問題点をあげたり、その背後にあるものを分析したり、自分なりの解決策を提案したりします。
```

例・看護師1人当たりの業務量が非常に多く、まさに「息つく暇もない」状態だった。
　　・現場が慢性的なマンパワー不足だということが、根本にある。
　　・服薬指導は薬剤師に、清拭は看護助手にと他のスタッフに出来る業務は他のスタッフに任せたほうがよいのではないか。

⑥感想：今回の見学の感想を述べたり、今回の見学で得たことを今後の学習にどう生かしていきたいかを書きます。

　　例・今回、病室を見学してみて、看護師達は多忙ななかにも患者一人ひとりに合った、きめ細かなケアを実践しようとしている。看護師の仕事の責務の重さを改めて感じた。
　　・来月から始まる看護実習のイメージづくりに役に立ったとともに、私もここでケアに当たるのだと、身が引き締まる思いがした。

⑦謝意：相手へのお礼の言葉を述べます。

　　例・今回の見学では、都立○○病院の○川○夫院長、○山○子看護師長には格別のご配慮をいただきましたことに、心からお礼を申し上げます。

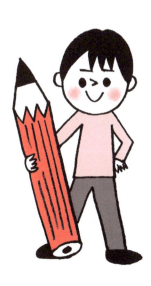

# 3 論文の書き方

　この章では「論文の書き方」を説明していきます。ただ前述のとおり、「論文」を「レポート」とよぶこともあります。したがって、ここではレポートとは明らかに異なる論文の特徴を中心に、書き方をお話ししたいと思います。
　「論文」に盛り込むことは一般的には次のとおりです。

①表紙（これは前章の「レポート」と同じ。具体的には122ページを見てください）

②現状の説明

③テーマ（論点）の設定

④背景の分析

⑤意見

⑥結論

⑦参考文献

　次のページでそれぞれの例を示しつつ、詳しく説明をしていきます。

①表紙：タイトルは仮に今回は「看護師不足」とします。

②現状の説明：自分なりの問題意識を明らかにするつもりで書くことがコツです。

> 例 ・看護師不足が常態化し、現場の看護師達の負担は増すばかりだ。事実、100床当たりの看護師数は、日本は74.3人で先進国では最低の水準だ。このままでは一人当たりの負担が増え、医療ミスを引き起こしかねない（必要に応じてグラフを加えるとビジュアル的にわかりやすいですよ。図3を参照）。

③テーマの設定：②の後ろの文で設定します。

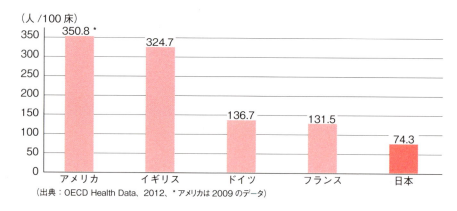

**図3　病床100床当たりの看護職数の各国の比較（2010）**

例 ・では、看護師不足を解消するにはどうすればよいのだろうか。
　　・看護師不足の対策について論じたい。

④背景の分析：②の背後に何があるのかを分析します。

例 ・夜勤もあり、勤務が過酷だ。
　　・人命を預かっているのでストレスに負けてしまう。

⑤考察：取り上げたテーマについて考え、意見を述べます。

例 ・看護師不足が原因で医療ミスでも引き起こしたりすれば、国民の医療不信にもつながりかねない。
　　・勤務の過酷さから、結婚や出産をきっかけに退職し、「潜在看護師」になってしまうのは社会的損失だ。

⑥結論：テーマについて結論づけます。解決策を示したり、今後の展望を述べたりします。

例 ・注意力が低下する夜間を中心に人手を増やすべきだ。
　　・院内保育所を設置するなどして、潜在看護師の解消に努める必要がある。

⑦参考文献を紹介する：引用したり、参考にしたりした書籍やwebサイトを明記します。本文中に番号を打ち、ここで対応させます。著者名（訳者名）、本のタイトル、出版社名、出版（発行）年の順で。

例 ・フローレンス・ナイチンゲール著、湯槇ます訳：看護覚え書－看護であること看護でないこと、現代社、2011年

## 《番外編》要約の仕方

序章のなかで「『看護覚え書き－看護であること看護でないこと』を要約し‥‥」と書いたので、ここで説明しておきます。

そもそも「要約」とは、「筆者の意見、考えを中心に文章を短くすること」です。

したがって、要約の手順としては

①文章中の筆者の意見に線を引く（具体例や体験談は可能なかぎり省略）。

　↓

②①をひとまとめにする。

　↓

③重複する内容は一方を削除したり、必要ならば接続詞を足して滑らかな流れの文にする。意味が変わらなければ、別の表現に変えたりしてもよい。

　↓

出来上がり

# 4 作成上のオキテ

## 原稿用紙の正しい使い方

**「縦書き」**

①書き出しは、とにかく一マス空けます。

②書名には『　　』。

③を行っ　と書かないこと。小さい「っ」「ゃ」「ゅ」「ょ」も、とにかく一マス使います。

④句読点は次の行一マス目に送らず、前行最後の文字の中に文字と一緒に詰めて打ちます。閉じカッコも同様です。

⑤段落分けしたときも一マス目を空けます。

⑥縦書きは漢数字で。

⑦補足したいときは(　　)。

⑧漢数字は単位をつけてもよいです。

⑨「LINE」などの固有名詞や「ICU」などの略称は、アルファベットを縦に並べて構いません。

⑩が、一般的に英単語は横に寝かせ、大文字は１字一マス、小文字は２字一マスに書きます。単語間は一マス空けます。

⑪訳語補足には中線(――)を使ってもよく、二マス分引きます。

⑫最終行最後のマス目に文字と句点が一緒に入ると字数オーバーとみなされます。

## 禁止事項！

　小論文においては感嘆符(！)、疑問符(？)、点線(…)は使ってはいけません。びっくりしたなら「～に驚いた。」、疑問があるなら「～だろうか。」と言葉で表記すること。また、「自由って何だろう……」などと……を打ってつぶやかないようにね。

　小論文は文字で書いてナンボのもの。ただし、他文からの引用の際、「！」「？」「…」があったときは、忠実に引用しましょう。その際、点線は一マスに３つずつ、二マスに打とう。→　……

## 原稿用紙の正しい使い方

### 「縦書き」

　日本における最初の看護に関する記事は、『古事記』にも著されている。その後奈良時代にならい患者救済を行った光明皇后は、「看護事業の祖」と尊敬されたという。
　日本の近代看護は一八六八年、横浜軍陣病院（後の東大病院）の設立に始まった。現在、全国には約一五三万人の看護師が働く。最近では男性の進出も目立ち、全国の看護学生の六・五％が看護師を目指し、学んでいる。
　医療現場では、患者のQOL（Qualty of Life）の十分な説明の上でのインフォームド・コンセント同意、が課題となっていることを知っておくべきだろう。

（出典、石関直子：看護・医療系の小論文―短大・専門学校受験者向け、p.14、学研プラス、2014）

# 原稿用紙の正しい使い方「横書き」

日本における最初の看護に関する記事は、「古事記」にも書されている。その後奈良時代にも患者救済を行った光明皇后は、「看護事業の祖」と等敬されたという。

日本の近代看護は①1868年、横浜軍陣病院（後の東大病院）の設立に始まった。現在、全国には約②153万人の看護師が働く。最近では男性の進出も目立ち、全国の医療現場で学生の6.5％が看護師を目指し、学んでいる。

学生のQOL（Quality Of Life）や看護師・患者のコンセントー十分な説明の上での同意、シフォームド・コンセントーや課題となっていることを知っておくべきだろう。

（出典 石関直子：看護・医療系の小論文—短大・専門学校受験者向け、p.16、学研プラス、2014）

**「横書き」**（「縦書き」と異なるところを説明しておきます）

①横書きは算用数字で。1マスに2字入れます。

②単位を外して数字だけ書いても可 → 1,530,000

## 敬語編

まず敬語の種類から。2007年2月に文化審議会がまとめた「敬語の指針」によると、敬語の種類はそれまでの3分類から5分類になりました(表1)。

表1　敬語の分類

| 従来の分類 | 現在の分類 |
|---|---|
| (1) 尊敬語 | 尊敬語　（相手を立てて述べる）「なさる」「読まれる」「ご出席」など |
| (2) 謙譲語 | 謙譲語Ⅰ　（自分から相手への行為について相手を立てて述べる）「うかがう」「お届けする」など |
|  | 謙譲語Ⅱ　（＝丁重語。自分の行為を相手に丁重に述べる）「参る」「申す」「拙著」など |
| (3) 丁寧語 | 丁寧語　（相手に丁寧に述べる）「です」「ます」「ございます」など |
|  | 美化語　（物事を美化して述べる）「お酒」「お料理」など |

### (1) 尊敬語

①名詞：君、あなた、どなた、このかた、令嬢(相手の娘)、芳名(相手の名前)、尊父(相手の父)など。

②動詞：表2参照。

③助動詞：「れる」「られる」。

　　例　先生は毎朝、公園を散歩される。

　　　　あなたが出かけられるとすぐ、電話がありました。

④「お(ご)〜になる」：お休みになる。ご利用になる。

⑤接頭語・接尾語：お宅、お美しい、ご立派、おじさま、山田さん、お子さま、など。「お宅」は「相手の家」、「お美しい」は「相手が美しい」という意味ですよね。このように尊敬語として、「お」や「ご」がついた場合、「相手の」という意味が含まれ、相手への敬意を表します。古くは、「御御足」と二重に「お」をつけたり、養蚕農家の人が「お蚕様」と、自分たちの生活の糧である蚕を敬って前後につけることもありました。

表2　尊敬語と謙譲語の動詞

| 動詞 | (1) 尊敬語 | (2) 謙譲語 |
| --- | --- | --- |
| いる | いらっしゃる | おる |
| 見る | ご覧になる | 拝見する |
| 言う | おっしゃる | 申す、申し上げる |
| 食べる | 召し上がる | いただく |
| 行く | いらっしゃる | 参る、うかがう |
| する | なさる | 致す |
| 来る | いらっしゃる、おいでになる<br>お越しになる、お見えになる | 参る、うかがう |
| 聞く | お聞きになる | うかがう、承る、拝聴する |
| あげる | －－ | 差し上げる |
| くれる | くださる | －－ |
| もらう | －－ | いただく、頂戴する |
| 知る | お知りになる | 存じる、存ずる、存じ上げる |
| 思う | お思いになる、思われる | 存じる、存ずる |

（出典　石関直子：看護・医療系の国語常識、p.193、学研プラス、2014より改変）

尊敬語には、「見られる」「行かれる」など、何でもかんでも動詞に「れる、られる」をつけて済ませないようにね。**(1)尊敬語**と**(2)**の**謙譲語**の②「動詞」は表のとおりです。繰り返しブツブツ言いながら身につけましょう。

### (2) 謙譲語

①名詞：わたくし、せがれ・愚息（ともに意味は「私の息子」）、小生（意味は「私」。男性が手紙のなかで使う）、弊社（自分の勤めている会社）、拝見、など。

②動詞：表2参照。

③助動詞：「お（ご）～する」。

> 例　私は先生をお招きする。
> 
> 社員がお客様をご案内する。
> 
> ※尊敬語の「お（ご）～になる」と混乱しやすいので注意！

### (3) 丁寧語

①助動詞：「です」「ます」「ございます」

②接頭語・接尾語：お空、お勉強、ご本

**(1)**の**尊敬語**の⑤接頭語・接尾語に比べると、こちらの「お」や「ご」には「相手

の」という意味合いが薄いことが特徴です。こちらにも「御御御付」（読めますか？「おみおつけ」、味噌汁のことです）のように、「お」を重ねた使い方がいまも残っています。

### 文体編

日本語の文体には「常体」「敬体」などがあります。
・常体……「だ」「である」「だった」「だろう」など。
・敬体……「です」「ます」「でした」「ました」など。
レポート、論文は常体で統一しましょう。

### 呼称編

・患者さん　→　患者
・看護師さん　→　看護師（「患者」同様「さん」抜きで）
・医者　→　医師
・父母の兄　→　伯父
・父母の弟　→　叔父
・ひいおじいちゃん　→　曾祖父
・ダンナ　→　夫

### 口語に注意編

・すごい　→　素晴らしい　立派だ　偉大だ
・いっぱいいっぱい　→　精一杯
・ハンパない　→　尋常でない、並外れた、常軌を逸している
・気持ちが落ちる　→　落ち込む
・多々ある　→　頻繁にある
・ヤバイ　→　何でもかんでも「ヤバイ」で済ませないようにしましょう。
　　　　　　素晴らしい、驚いた、筆舌に尽くし難い、など。

### 変換に注意編

・価値感　→　価値観
・細目に　→　小まめに
・悪魔でも　→　飽くまでも
・シュミレーション　→　シミュレーション

### ベタな漢字ミス編

・不可決　→　不可欠

・成積　→　成績

・除々に　→　徐々に

・発輝　→　発揮

・真険　→　真剣

### ベタな平仮名編

・少しづつ　→　少しずつ

・わかりずらい　→　わかりづらい

### 上から目線編

・「〜してあげる」を連発しない。

・「ご存知だろうか」「おわかりだろうか」を先生にお見せするレポート、論文には使わないようににしましょう。

### 重言編

・後で後悔する　→　後悔する

・前もって予防する　→　予防する

・今の現状　→　現状

・一番最後　→　最後

### ことわざは正確に編

・気の置けないスタッフと一緒の仕事でストレスが溜まった。
　→「気の置けない」は「余計な気を遣わずに済む」という意味。

・患者には厳しくすることも大切。「情けは人のためならず」だから。
　→「情けは人のためならず」は「情けをかけるのは甘えたり付け上がったりするので、その人のためにならない」ではありません。「情けをかけておくと、回り回っていつか自分も情けをかけてもらえる」という意味。

### ミニテスト 小論文
▶▶▶解答 p.139

**1** 次の各文は「事実」ですか。「意見」ですか。（　）の中に書いてみましょう。
- （①　　）団塊の世代が後期高齢者になり、社会保障費の急増が懸念される「2025年問題」が医療現場にも影響を及ぼしている。
- （②　　）後期高齢者になると介護や医療を必要とする人が増えるのだ。
- （③　　）日本は世界に類をみないほどのスピードで高齢化が進んでいる。
- （④　　）そのためさまざまな対策が追い付いていないのではなかろうか。
- （⑤　　）私はこの問題への対策として「健康寿命を延ばすこと」と「医療と福祉を連携させること」を提案したい。
- （⑥　　）前者は既に厚生労働省も「健康日本21」のなかで掲げている。
- （⑦　　）健康診断を積極的に受け、運動、食事など日常生活においても「健康」を意識する「自己管理能力」が大切だ。
- （⑧　　）後者についても「介護保険法」のなかの大きなテーマとなっている。
- （⑨　　）今後は医師や看護師も介護メニューの作成にかかわっていくべきだ。
- （⑩　　）お年寄りの笑顔が輝く社会こそ「成熟社会」といえるのだ。

**2** 次の話し言葉を書き言葉に替えてみましょう。
- おばさん（「親の姉妹」という意味でない）→（①　　　　）
- 僕は、俺は、自分は→（②　　　　）
- ムカつく→（③　　　　）　・食べれる→（④　　　　）
- うざい→（⑤　　　　）　・ダサい→（⑥　　　　）
- 真逆だ→（⑦　　　　）　・いっぱいいっぱいだ→（⑧　　　　）
- なにげに→（⑨　　　　）　・今いち→（⑩　　　　）
- マジに→（⑪　　　　）　・〜みたいに・〜みたく→（⑫　　　　）
- 〜なんか→（⑬　　　　）　・でも・けど・だけど・けれど→（⑭　　　　）
- 看護師になりたいなって思う。→（⑮　　　　）

**3** 次の各文のア〜ウの言葉遣いのなかから間違っているものを選び、記号で答えなさい。
（国立病院機構鹿児島医療センター附属鹿児島看護学校）
① お嬢様が（ア　参られております。　イ　来ておられます。　ウ　お越しになっています。）
② 失礼ですが、どちらから（ア　いらっしゃいましたか。　イ　お見えになりましたか。　ウ　参られましたか。）

③お一人でもお気軽に(ア 参加できます。　イ ご参加になられます。　ウ ご参加できます。)

④受付で(ア お聞きになってください。　イ お聞きしてください。　ウ お聞きください。)

⑤先生が来月鹿児島に(ア おいでになる　イ 来られる　ウ 参られる)そうです。

4　次の敬語の使い方で誤っているものを、①〜④の中から２つ選んで、番号で答えなさい。　　　　　　　　　　　　　　　　　　　　（神奈川県衛生看護専門学校）

①この連休にどこかに参られましたか。

②どうぞお菓子をいただいてください。

③ご紹介していただいたN社の社長にお目にかかって参りました。

④お顔の色が優れませんが、どうかなさいましたか。

　　　　　　　　　　　　　　　　　　　解答欄(　　　　　)　(　　　　　)

5　敬語を示すべき相手に対する表現として、傍線部と尊敬語か謙譲語に書き改めなさい。　　　　　　　　　　　　　　　　　　　　　　　（静岡中部看護専門学校）

①どうぞ手紙を読みなさい。　　　　　　(　　　　　　　　　　　)

②先生は、これらかどちらへ行きますか。　(　　　　　　　　　　　)

③あの映画はもう見ましたか。　　　　　(　　　　　　　　　　　)

④これは去年先生からもらった時計です。　(　　　　　　　　　　　)

⑤来週先生の研究室へ行きます。　　　　(　　　　　　　　　　　)

⑥この論文はいつ書いたのですか。　　　(　　　　　　　　　　　)

⑦新聞で先生のお名前を見ました。　　　(　　　　　　　　　　　)

⑧先生は、石原さんを知っていますか。　(　　　　　　　　　　　)

⑨私は、山田恵子と言います。よろしくお願いします。

　　　　　　　　　　　　　　　　　　　(　　　　　　　　　　　)

⑩先生に会えてうれしいです。　　　　　(　　　　　　　　　　　)

6　次の各文が正しい文になるように傍線部の間違いを訂正しなさい。

　　　　　　　　　　　　　　　　　　　　　　　　（富山県立総合衛生学院看護科）

①校長先生が、今昼食をいただいておられます。(　　　　　　　　　　　)

②切符を拝見します。ご用意してください。　(　　　　　　　　　　　)

③このツアーはおひとりでもご参加できます。　(　　　　　　　　　　　)

④以前わたしはあなたにお会いされたことがありますか。

（　　　　　　　　　　　　）

⑤うちの金魚に毎朝、えさをあげる。　　　（　　　　　　　　　　　　）

7　次の敬語は適切であるか。適切な場合はA、適切でない場合はBを記入しなさい。

（国立病院機構鹿児島医療センター附属鹿児島看護学校）

①（　　　）切符をお持ちしていない肩はお求めください。

②（　　　）母が先生にお目にかかりたいと申しております。

③（　　　）こちらに参られたご感想はいかがでございますか。

④（　　　）この件に関してはあちらの受付でうかがってください。

⑤（　　　）「よくできた作品ですね」「とんでもございません、お恥ずかしゅうございます」

8　次のカタカナの言葉を漢字で書いたときに正しいものを選び、記号で答えなさい。

（埼玉医科大学附属総合医療センター看護専門学校）

①人事イドウが発令された。

　ア　移動　　イ　異同　　ウ　位動　　エ　異動

②彼の態度はカンシンにたえない。

　ア　感心　　イ　寒心　　ウ　歓心　　エ　関心

③体調が悪いので酒をタった。

　ア　絶　　イ　裁　　ウ　発　　エ　断

9　次のカタカナの言葉を漢字で書いてみましょう。

〈イガイ〉

・①（　　　　）イガイにも早く仕事が終わった。

・②（　　　　）ここは関係者イガイ立ち入り禁止です。

〈イギ〉

・③（　　　　）上司の意見にイギを唱えるのには勇気がいる。

・④（　　　　）看護という職業はとてもイギのある仕事だ。

〈エイセイ〉

・⑤（　　　　）病室のエイセイ面に注意をする。

・⑥（　　　　）人工エイセイ「ひまわり」は気象観測を行っている

〈カイホウ〉

・⑦（　　　　）この数式のカイホウを教えてください。

- ⑧（　　　　）治療によって患者がカイホウに向かった。
- ⑨（　　　　）カイホウした窓から爽やかな風が入ってきた。
- ⑩（　　　　）犯人は、人質をカイホウした。

〈カテイ〉

- ⑪（　　　　）来年より本校に博士カテイを新設します
- ⑫（　　　　）子どもの成長カテイを動画で記録する。
- ⑬（　　　　）A君を犯人だとカテイする。

〈シコウ〉

- ⑭（　　　　）実験は、シコウ錯誤の繰り返しだ。
- ⑮（　　　　）彼はいつでもプラスシコウに物事を考える人だ。

〈シジ〉

- ⑯（　　　　）今回の選挙では、シジする政党に投票した。
- ⑰（　　　　）上司のシジには従います。

〈ケントウ〉

- ⑱（　　　　）競技場の場所をケントウする必要があります。
- ⑲（　　　　）誰が犯人なのか皆目ケントウがつきません。

〈タイショウ〉

- ⑳（　　　　）この問題集は、看護学生をタイショウとしたものです。
- ㉑（　　　　）A君とB君はタイショウ的な性格なのに仲がよい。
- ㉒（　　　　）ダ・ヴィンチが描くモナ・リザの顔は左右非タイショウです。

〈ツイキュウ〉

- ㉓（　　　　）企業の目的は、利益のツイキュウすることですか。
- ㉔（　　　　）真理をツイキュウする人間を育てる。
- ㉕（　　　　）事故の責任をツイキュウする。

〈ホショウ〉

- ㉖（　　　　）日本国憲法でホショウされる基本的人権とは。
- ㉗（　　　　）地震による災害で発生した損失をホショウする。
- ㉘（　　　　）品質をホショウする。

# 小論文《解答》

1. ①事実（2025年問題の定義と医療現場への影響という事実を述べています）
   ②事実（後者高齢者の事実を述べています）
   ③事実（高齢化のスピードという事実の説明です）
   ④意見（私が推察したことを述べています）
   ⑤意見（私の提案を述べた文です）
   ⑥事実（厚生労働省が掲げた事実です）
   ⑦意見（健康診断の受診を勧め、自己管理能力の大切さを説いています）
   ⑧事実（介護保険法のテーマの説明です）
   ⑨意見（私の提案を述べた文です）
   ⑩意見（「成熟社会」とはどのような社会かについて、私の意見を述べています）

2. ①中年の女性　②私は　③腹がたつ・怒る・いら立つ　④食べられる（「ら抜き言葉」）　⑤うっとうしい　⑥垢抜けない・格好悪い・センスが悪い　⑦正反対だ、⑧精一杯だ・限界だ　⑨何気なく　⑩今１つ　⑪真面目に・本気で　⑫ように　⑬など　⑭だが・しかし　⑮なりたいと

3. ①ア　②ウ　③ウ　④イ　⑤ウ
   ①「参る」「おります」ともに謙譲語で、「いらっしゃっています」「お見えになっています」などに変更します。
   ②「参る」は謙譲語であり、尊敬の助動詞「られ」をつけるのは不自然です。
   ③「ご参加できます」は謙譲表現「ご〜する」の可能形です。尊敬表現になっていません。
   ④「お聞きして」は謙譲表現「お〜する」の可能形です。こちらも尊敬表現になっていません。
   ⑤②と同様です。

4. ①、②
   ①先の問題と同様、「参る」は謙譲語であり、尊敬の助動詞「られ」をつけるのは不自然です。
   ②「いただいて」という表現を「召し上がって」という尊敬語に改めます。

5. ①お読みください　②行かれますか　③ご覧になりましたか　④いただいた　⑤参ります　⑥お書きになったのですか　⑦拝見いたしました　⑧ご存知ですか　⑨申します　⑩お目にかかれて
   設問の文に「先生」「私」など主語を補って考えてみます。そうすると、尊敬表現に改めるのは①②③⑥⑧、謙譲表現に改めるのは④⑤⑦⑨⑩となります。

6. ①B　②A　③B　④B　⑤A
   ①「お持ちして」は尊敬語の「お持ちになって」という表現が適切です。
   ③「参る」は謙譲語であり、尊敬の助動詞「られ」をつけるのは不自然です。「参られた」ではなく「いらっしゃた」という表現が適切です。
   ④「あちら」「ください」という尊敬語を使う相手だとわかります。したがって、「うかがって」ではなく、「お聞きになって」という表現が適切です。

7. ①召し上がって　②ご用意ください　③ご参加になれます（参加できます）　④お目にかかった（お会いした）　⑤えさをやる
   ①校長先生の動作には、尊敬語の表現が適切です。
   ②③「ご(連用形)する」は謙譲語です。ここでは相手が客なので、尊敬語の表現になります。
   ④自分の動作なので、謙譲語に改めます。
   ⑤「えさをあげる」で定着していますが、動物なので「やる」に改めます。

8. ①エ　②イ　③エ
   ①正解は「エ 異動」で、地位・職務が変わること。「ア 移動」は移り動くこと。「イ 異同」異なっているところと同じところ。「ウ 位動」熟語として存在しない。
   ②正解は「イ 寒心」で、「心配でたまらないこと。ぞっとすること」の慣用句。「ア 感心」は立派だと思うこと。「ウ 歓心」は喜びうれしく思う心のこと。「エ 関心」はある対象への積極的な興味を示すこと。
   ③正解は「エ 断(つ)」で、やめる・さえぎること。「ア 絶(つ)」は以後続かない・終わらせること。

「イ 裁(つ)」は切りそろえるという意味。「ウ 発(つ)」は出発する意味。

9 ①意外(予想もしなかったこと・思いのほか)
②以外(そのほか)
③異議(１つの意見に対して、反対・不服であるという意見)
④意義(言葉によって表される意味・内容、その事柄にふさわしい価値)
⑤衛生(健康を守ること・清潔を意味する)
⑥衛星(地球の軌道上に存在する人工天体)
⑦解法(問題を解く方法)
⑧快方(病気や傷がよくなること)
⑨開放(開け放つこと)
⑩解放(心身の束縛や制限を取り除き、自由にすること)
⑪課程(学習内容の範囲・順序)
⑫過程(物事の変化・進行し、発展もしくは結果までの経路)
⑬仮定(未定、現実とは無関係・不確かなことを想定する)
⑭試行(試しに行うこと。試みと失敗を繰り返し、解決策を見るけること)
⑮思考(考えること)
⑯支持(支えること・ある意見や主張に賛成し、後押しをすること)
⑰指示(指摘する・指し示す。命令)
⑱検討(十分に調査し、よいか悪いかを考えること)
⑲見当(目当て・見込みのこと)
⑳対象(行為が向けられる相手や目標のこと)
㉑対照(２つを比べること、性質の違いが明らかであること・際立つこと)
㉒対称(互いに対応して釣り合っていること)
㉓追求(目的のものを手に入れようと努めること)
㉔追究(「究」はきわめる・奥深くに入り込むという意味。調べる・明らかにすることを表す)
㉕追及(追い詰めて責任や欠点を問いただすこと)
㉖保障(生命、財産、権利などを保護し、守ること。損害を被らないようにすること)
㉗補償(損失を補い、つぐなうこと。相手が被った損害・費用をつぐなうこと)
㉘保証(間違いない・確かだと受け合うこと)

# さくいん

## 欧文

- DNA················59、60、61、62、63、64、65、66、67、71、96
- MPa················22、31、33、56
- pH················14、98、109、110、111、118
- RI················102
- RNA················61、62、63、64、65、66、67、71、96
- X染色体················60
- Y染色体················60

## 和文

### あ行

- アール················22
- アイソトープ················101、102
- アキレス腱················77
- 味の刺激················72
- アセトアルデヒド················93
- 圧力················22、30、31、33、50、51、52、53、54、55、56、72
- アデニン················65、96
- アボガドロ定数················104、105、107
- アポクリン汗腺················94
- アミノ酸················66、67、88、89、95、96
- アミラーゼ················87、88、89
- アルコール················33、93、98、114、117、118
- 安定················17、45、46、47、77、79、102
- アンモニア················93、96、108、109、113
- 胃················86、87、88
- イオン················14、108、109、110、111、117
- 以下················10、12、14、30、32、112、117
- 意見················121、123、126、127、135、137、139、140
- 意識················26、69、70、71、75、77、126、135
- 以上················12
- 遺伝子················59、60、61、62、67
- 遺伝情報················58、59、60、62、63、66、67、71
- 咽頭················90
- インフルエンザウイルス················61
- ウィルス················60、61
- 右心室················84、85
- 右心房················84、85
- うずまき管················74
- 腕の長さ················41、42、43、44、45
- 腕の曲げ伸ばし················78、79
- ウラシル················65、96
- 運動神経················69、70、96
- 栄養分吸収の場················89
- 液体の希釈················26
- エクリン汗腺················94
- エタノール················114、117、118
- エチルアルコール················114、118
- 塩基················64、65、66、67、71、98、108、109、110、111、117、118
- ──の価数················108
- 横紋筋················75、77
- 大きい量················20
- ──の違い················22
- 大きさ················36
- 音の刺激················72、74、79

### か行

- 外項の積················20
- 外呼吸················80
- 回転················40、41、44、45、46、74、96
- 化学反応式················104、106、107、118
- 蝸牛管················74
- 核················58、59、60、61、62、63、64、66、67、71、96、99、100、101、102、103、118
- 核小体················58、59
- 角膜················73、96
- 核膜孔················58、59、62、63、66、96

- 加減乗除················6、7
- 滑膜················77
- ガラクトース················115
- ガラス体················73
- カルボキシル基················114
- 感覚器官················57、72、79、96
- 感覚神経················69、70、72、96
- 看護に役立つ力の加法················37
- 看護に役立つ力の減法················39
- 鉗子················41
- 関節················75、77、78、79
- 汗腺················94、95、96
- 感染症················61
- 肝臓················86、87、89、92、93、95、96、116
- 冠動脈················85
- 官能基················114、117
- ギガ················22
- 器官················58、60、62、72、77、79、82、86、87、92、94、95、96
- 気管················80、81、90、91、95、96
- 気管支················81、95、96
- 拮抗筋················79
- 嗅覚················72、96
- ──受容体················72、96
- 嗅上皮················72、96
- 球体の体積を求めるには················17
- 曲線で囲まれた面積の求め方················16
- 切り上げ················12
- 切り捨て················12
- キロ················22
- 近似値················23
- 筋肉················70、71、75、76、77、78、79、96、116
- グアニン················65、96
- 空気の圧力················50、51、53
- グリコーゲン················116
- グルコース················87、98、114、115、116、117
- 敬語の分類················131
- 血圧················25、50、52、53
- ──測定················52
- 血管················75、82、83、84、85、93、95
- 解毒················92、93
- 腱················76、77、96
- 原稿用紙の正しい使い方················128、129、130
- 原子················21、98、99、100、101、102、103、104、105、106、107、112、113、114、117、118
- ──の構造················99、103、114
- 原子核················99、100、101、102、103、118
- 原子番号················100、101、103、118
- 謙譲語················131、132、136、139
- 原子量················104、105、106、107
- ──とモルの関係················105
- 元素················100、101、102、103、104、105、112
- 誤飲················91
- 交感神経················69、70
- 口腔················87
- 虹彩················73
- 考察················121、123、124、127
- 喉頭················90、91
- 喉頭蓋················91
- 肛門················86、87
- 合力················36
- 誤嚥性肺炎················91
- 呼吸················80、95、96、121、124
- 誤差················25
- 骨················74、75、76、77、78、79、96、103
- 骨格················75、76、79、96
- コドン················66、67
- 鼓膜················74
- ゴルジ装置················60
- ゴルジ体················58、60、96

141

## さ行

細菌 ............................................................. 60、61、71、96
細胞 ............. 58、59、60、61、62、63、67、68、71、72、80、96、116
　　――の構造 ........................................................ 4、58、68
細胞呼吸 ............................................................................ 80
細胞質 ........................................... 58、60、62、63、67、71
細胞体 ................................................................................ 68
細胞内小器官 ........................................................ 58、60、62
細胞膜 ................................................................................ 58
左心室 ................................................................. 84、85、96
左心房 ................................................................. 84、85、96
さまざまな溶液 .................................................................. 27
作用 ............................................... 37、42、47、48、49、118
作用・反作用の法則 ............................................ 47、48、49
酸 ........... 14、26、30、31、33、50、53、54、55、56、59、62、
　　64、66、67、80、81、82、83、84、85、87、88、89、90、93、95、
　　96、98、100、101、102、105、106、108、109、110、111、112、
　　113、114、117、118
　　――の価数 ............................................................... 108
　　酸・塩基の定義 ........................................................ 108
酸素 ................ 26、30、31、33、50、53、54、55、56、80、81、82、
　　83、84、85、90、95、96、100、101、102、105、106、118
酸素ボンベ ................................ 26、30、31、33、50、53、54、55、56
三大栄養素 ........................................................... 87、93
視覚 .......................................................................... 72、73
軸索 ................................................................................ 68
支持基底面 ................................................... 16、17、47
支持基底面積 ............................................................... 16
脂質 ............................................................ 87、88、89、93、95
事実 ................................................ 59、121、126、135、139
四捨五入 ........................................................................ 12
指数 ................................................................................ 13
質量数 ............................................ 100、101、102、103、104、118
シトシン ................................................................. 65、96
シナプス ........................................................................ 68
周期表 ............................................................. 103、104
重心 .......................................................... 45、47、49
重心線 ............................................................................ 47
十二指腸 ............................................................ 86、87、89
重量パーセント ............................................................... 27
重力 ...................................................... 42、43、45、46
手根骨 ............................................................................ 78
樹状突起 ........................................................................ 68
準安定 ............................................................................ 47
循環系 ........................................................ 82、83、84、95、96
循環小数 ........................................................................ 9
消化管 .................................................................. 86、90
消化器官 ............................................................... 86、87
消化酵素 ............................................................... 88、89
硝子体 .................................................................. 73、96
小数 ........................................ 7、8、9、10、11、12、24、30、32
　　――と分数の関係 ........................................................ 8
　　――の加減 ................................................................ 7
　　――の乗除 ................................................................ 7
小腸 ........................................... 86、87、88、89、90、95
小胞体 .................................................... 58、60、62
静脈 .................................................... 83、84、85、93、95、96
上腕三頭筋 ............................................................ 78、79
上腕二頭筋 ................................................... 43、78、79
食道 .................................................................... 86、87、90
助動詞 ............................................................. 131、132、139
自律神経系 ............................................................ 69、70
仁 .................................................................................... 59
心筋 .......................................................................... 75、77
神経細胞 ........................................................................ 68
腎臓 ............................................................ 92、93、94、95、96
心臓の構造 .................................................................... 84
靱帯 .......................................................................... 77、96
随意筋 .......................................................................... 75、77

水銀と水の関係 ............................................................... 51
水酸化物イオン ........................................... 108、109、117
水晶体 ................................................................. 73、96
水素イオン ........................................ 14、108、109、110、111
水素イオン濃度 ............................................ 14、109、110、111
膵臓 ............................................................ 86、87、89、95
水滴や気泡の体積 ......................................................... 17
スクロース .................................................................... 115
性染色体 ........................................................................ 60
精度 ................................................................................ 25
脊髄神経 ........................................................................ 69
舌 ................................................................ 72、73、133
絶対誤差 ........................................................................ 25
接頭語 ............................................... 20、21、22、131、132
接尾語 ............................................................... 131、132
セルロース .................................................................... 116
染色体 ..................................... 59、60、62、63、64、65、71
全身の骨格 ............................................................ 75、76
相対誤差 ........................................................................ 25
組織 ............................................ 58、72、77、79、81、83
咀嚼 ................................................................................ 90
尊敬語 ............................................... 131、132、136、139

## た行

体温調節 ........................................................................ 95
体位変換に必要な知識 ................................................... 48
体位変換に役立つトルク ............................................... 44
体温調節 ........................................................................ 95
体循環 .................................................................. 82、83
大静脈 .................................................................. 84、85
体性神経系 .................................................................... 69
体積 ........................................................................ 15、17
　　――の求め方 ................................................................ 17
大腸 ............................................................ 86、87
大動脈 .................................................................. 84、85
唾液腺 ................................................................. 86、87
倒れない条件 ............................................................ 47、49
多糖類 ............................................. 114、115、116、117
胆汁 ............................................................ 87、88、89、96
炭水化物 ...................................................... 87、88、93、114
単糖類 .................................................... 114、115、116
胆嚢 ............................................................ 86、87、89、95
タンパク質 ............ 59、60、61、62、63、66、67、71、87、88、
　　89、93、95、96
　　――のつくられ方 ...................................................... 62
小さい量 ........................................................................ 20
小さくまとめる ............................................................ 44、49
力こぶ ............................................................................ 78
チミン .................................................................. 65、96
着力点 ...................................................... 41、42、44、45
中枢神経 ........................................................ 69、71、72
中性子 ........................................... 99、100、101、103、104、118
腸液 ............................................................ 87、88、89
聴覚 ................................................................................ 72
腸絨毛 ............................................................................ 90
聴神経 ............................................................................ 74
跳躍伝導 ........................................................................ 68
通分 ................................................................................ 8
丁寧語 ............................................................... 131、132
デオキシリボ核酸 ........................................... 59、64、96
滴下速度 ................................................... 26、29、30
電子 .................... 61、90、99、100、101、103、104、112、113、118
電子殻 ................................................................. 100、113
点滴と血圧の関係 ......................................................... 53
デンプン ............ 87、88、89、93、95、98、114、115、116
同位体 ............................................................ 101、102、103、118
瞳孔 ................................................................................ 73
動詞 ............................................................... 131、132、139
動脈 ............................................ 83、84、85、93、95、96
糖類 ............................................. 87、88、114、115、116、117

| | |
|---|---|
| トリチェリーの実験 | 50、51 |
| トリプシン | 88、89 |
| トルク | 40、41、42、43、44、45、46、49 |
| ——の応用 | 42 |
| ——の知識 | 4、40、49 |
| ——を得るには | 45 |

## な行

| | |
|---|---|
| 内項の積 | 20 |
| 内呼吸 | 80 |
| 内耳神経 | 74 |
| ナノ | 21 |
| ナノグラム | 21 |
| 軟骨 | 77 |
| におい刺激 | 72 |
| 二酸化炭素 | 80、81、82、83、84、85、90、93、95、96、105、106、112 |
| 二糖類 | 114、115 |
| 乳化 | 88 |
| ニューロン | 68 |
| 尿 | 93、94、95、96 |
| 脳神経 | 69、88 |

## は行

| | |
|---|---|
| 肺活量 | 80 |
| 肺呼吸 | 80 |
| 排出 | 80、86、87、92、93、94、95、96 |
| 肺循環 | 82、83 |
| 肺静脈 | 84、85、95 |
| 肺動脈 | 84、85、95 |
| 肺の構造 | 80 |
| 肺胞 | 81、90、95 |
| 麦芽糖 | 87、115、116 |
| 鼻 | 72、73、79、80、90 |
| 半減期 | 102 |
| 反作用 | 47、48、49 |
| 反射 | 71 |
| 反比例 | 19、54、55、56 |
| 繁分数 | 10 |
| ピーエイチ | 14、109 |
| 美化語 | 131 |
| 光刺激 | 72 |
| ピコ | 21 |
| 微絨毛 | 90 |
| ひだ | 90 |
| 必須アミノ酸 | 88 |
| ヒドロキシ基 | 114、117 |
| 皮膚 | 69、70、72、92、94 |
| 比例 | 19、30、41、54、55、56 |
| ピンセット | 41 |
| 不安定 | 4、45、46、47、77、102 |
| 副交感神経 | 69、70 |
| 複雑な形での面積の求め方 | 16 |
| 不随意筋 | 75、77 |
| 物質の構成粒子 | 98、104、118 |
| 物質量 | 104、106、107、118 |
| ブドウ糖 | 27、29、33、87、88、89、96、98、114、116 |
| フルクトース | 98、115 |
| 分子量 | 105、106、107 |
| 分数 | 7、8、9、10、11、32 |
| ——の加減 | 8 |
| ——の乗除 | 8 |
| 分力 | 38 |
| 平方ミリメートル | 22 |
| 平方メートル | 18 |
| ヘクタール | 22 |
| ヘクトパスカル | 22 |
| ベクトル | 36 |
| ——の移動 | 37 |
| ——の加減 | 36、49 |
| ——の加法 | 38 |
| ——の減法 | 38 |
| ベクトル量 | 36 |
| ペプチダーゼ | 88、89 |
| ヘモグロビン | 83、84 |
| 便 | 87、92、104 |
| ボイルの法則 | 54、55 |
| 方向 | 36 |
| 膀胱 | 4、93、94、96 |
| 放射性同位体 | 102 |
| ボンベの容積 | 54、55 |

## ま行

| | |
|---|---|
| マイクロ | 21 |
| マイクロメートル | 21 |
| 末梢神経 | 69 |
| マルターゼ | 87、88、89 |
| マルトース | 115、116 |
| ミエリン鞘 | 68 |
| ミクロン | 21 |
| ミトコンドリア | 58、60、96 |
| ミネラル | 93、95 |
| 未満 | 12 |
| ミリ | 22 |
| ミリミクロン | 21 |
| 無意識 | 71 |
| 無機化合物 | 112 |
| 名詞 | 128、131、132 |
| メートル平方 | 18 |
| メートル立方 | 18 |
| メガ | 22 |
| メガパスカル | 22、56 |
| メタノール | 117、118 |
| メチルアルコール | 118 |
| メチル基 | 114 |
| メッセンジャーRNA | 63 |
| 面積 | 15 |
| 毛細血管 | 83、93、95 |
| 網膜 | 73、79 |
| モノグリセリド | 88、89 |
| モル | 98、104、105、106、107、109、110、111、118 |
| モル質量 | 106 |

## や行

| | |
|---|---|
| 約分 | 8 |
| 有機化学 | 98 |
| 有機化合物の特徴 | 112 |
| 有効数字 | 23 |
| ——の加減乗除 | 24 |
| ——の計算 | 24 |
| 溶液 | 27 |
| 陽子 | 99、100、101、103、118 |
| 溶質 | 27 |
| 溶媒 | 27 |

## ら行・わ行

| | |
|---|---|
| ラクトース | 115 |
| ラジオアイソトープ | 102 |
| ランビエ絞輪 | 68 |
| 立方メートル | 18 |
| リパーゼ | 88、89 |
| リボ核酸 | 59、62、64、96 |
| リボゾーム | 60、62、63、66、67、96 |
| 累乗 | 13 |
| レポート | 120、121、122、123、124、126、133、134 |
| ——の書き方 | 123 |
| ロイシン | 67 |
| 論文 | 121、122、123、126、128、129、130、133、134、135、136 |
| ——の書き方 | 123、126 |
| ワクチン | 61 |

著者略歴
**平田雅子**
1968年大阪大学博士（理学、専門は半導体の格子欠陥）
　米国 Boston College Post Doctoral Research Associate などを経て、2005年、神戸市看護短期大学教授(神戸市看護大学・大学院兼担)退職。現在、多くの看護大学・看護専門学校で非常勤講師を務める。著書・論文多数、代表的著書『完全版ベッドサイドを科学する』（学研）がある。

**平田　昌**
1994年大阪大学修士（医科学）、1998年大阪大学博士（理学）
　カナダDalhousie大学博士研究員、理化学研究所発生・再生科学総合研究センター研究員などを経て、現在、岐阜大学医学部非常勤講師を務める。

**石関直子**
　東進ハイスクール講師、新宿セミナー講師
謙虚で誠実な授業への取り組みが大人気の小論文講師。膨大な数の小論文に目を通し、添削している。主な著書『看護・医療系の小論文　4年制大学受験用』『看護・医療系の小論文　短大学・専門学校受験用』（ともに学研）があり、「学研 小論文個別指導講座（通信教育）http://www.gakken.jp/koza/index.html」のテキストに採用されている。

---

# 看護学生のための
# ウォーミングアップ
数学、物理、生物、化学、小論文

| | |
|---|---|
| 著　者 | 平田雅子　平田　昌　石関直子 |
| 発行人 | 中村雅彦 |
| 発行所 | 株式会社サイオ出版 |
| | 〒101-0054 |
| | 東京都千代田区神田錦町3-6　錦町スクウェアビル7階 |
| | TEL 03-3518-9434　FAX 03-3518-9435 |
| カバーデザイン | Anjelico |
| カバーイラスト | たはらともみ |
| DTP | マウスワークス |
| 本文イラスト | 渡辺富一郎、たはらともみ |
| 印刷・製本 | 株式会社朝陽会 |

2016年12月15日　第1版第1刷発行
2022年　2月15日　第1版第2刷発行

ISBN 978-4-907176-63-1　　Ⓒ Masako Hirata
●ショメイ：カンゴガクセイノタメノウォーミングアップ
乱丁本、落丁本はお取り替えします。

本書の無断転載、複製、頒布、公衆送信、翻訳、翻案などを禁じます。本書に掲載する著作物の複製権、翻訳権、上映権、譲渡権、公衆送信権、通信可能化権は、株式会社サイオ出版が管理します。本書を代行業者など第三者に依頼し、スキャニングやデジタル化することは、個人や家庭内利用であっても、著作権上、認められておりません。

JCOPY　<（社）出版者著作権管理機構　委託出版物>
本書の無断複写は著作権法上での例外を除き禁じられています。複写される場合は、そのつど事前に、（社）出版者著作権管理機構（電話 03-5244-5088, FAX 03-5244-5089, e-mail: info@jcopy.or.jp）の許諾を得てください。